现代护理用药与实践

XIANDAI HULI YONGYAO YU SHIJIAN

秦赞秋　编著

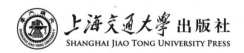
上海交通大学出版社
SHANGHAI JIAO TONG UNIVERSITY PRESS

内容提要

本书首先简要介绍了护理药物学相关基础理论的内容；随后重点讲解了摆药室工作常规、药物剂型与制剂、临床常用药物的内容；最后论述了用药沟通与患者教育。本书讲解通俗易懂，可服务于医院药物护理相关工作的护士，是一本实用性较强的参考书。

图书在版编目（CIP）数据

现代护理用药与实践 / 秦赞秋编著. --上海 ：上海交通大学出版社，2023.12

ISBN 978-7-313-29554-5

Ⅰ．①现… Ⅱ．①秦… Ⅲ．①药房－药政管理 Ⅳ．①R952

中国国家版本馆CIP数据核字（2023）第185850号

现代护理用药与实践
XIANDAI HULI YONGYAO YU SHIJIAN

编　　著：	秦赞秋			
出版发行：	上海交通大学出版社		地　　址：	上海市番禺路951号
邮政编码：	200030		电　　话：	021-64071208
印　　制：	广东虎彩云印刷有限公司			
开　　本：	710mm×1000mm　1/16		经　　销：	全国新华书店
字　　数：	208千字		印　　张：	12
版　　次：	2023年12月第1版		插　　页：	2
书　　号：	ISBN 978-7-313-29554-5		印　　次：	2023年12月第1次印刷
定　　价：	198.00元			

版权所有 侵权必究

告读者：如发现本书有印装质量问题请与印刷厂质量科联系

联系电话：010-84721811

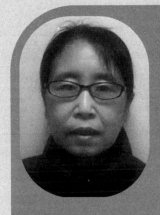

秦赞秋

　　毕业于山东省广播电视大学护理专业，现就职于山东省济宁市梁山县人民医院。擅长各种药物摆放、打签、贴签、分装、核对，确保每个患者的用药安全。曾多次获济宁市"先进工作者""先进个人"等荣誉称号。获国家专利2项。

前 言

FOREWORD

　　护理工作是医疗卫生事业的重要组成部分,临床护理质量的优劣直接反映了医疗水平的高低,而为患者提供药物服务是护理工作的重点之一。

　　摆药室是各大医院中专门负责住院患者口服药品单剂量配发的一个部门,为了有效利用药品资源,减少药品浪费,方便患者的用药需求,药品基本上都是拆开原包装,倒入小包装中,再根据患者摆药单逐顿配发。这样能极大地提高患者的服药依从性,但药品贮存过程中的质量受到很大的影响,可能会使药物的失效期提前,因此规范药品拆零、摆放,加强摆药室管理显得尤为重要。

　　此外,遵循医嘱,实施与监护临床治疗效果;以患者为中心,及时向医生反馈患者疾病变化情况;应患者及家属需求,提供护理建议,这些工作都是优质护理服务的重要组成部分。因此,护理工作者不仅要熟悉有关药物的相关知识,还要具备观察疗效、预防或处置患者病情变化的能力。基于以上需求,特编写《现代护理用药与实践》一书。

　　本书围绕用药护理与临床护理实践进行编写,既涉及护理药物学基础内容,又重点强调临床实践的可行性。首先,本书简要介绍了护理药物学相关基础理论的内容,涵盖了药品的一般知识、医用处方的基本知识及护理程序在临床用药中的运用等内容;随后,重点讲解了摆药室工作常规、药物剂型与制剂、临床常用药物的内容;最后,论述了用药沟通与患者教育。本书讲解通俗易懂,可服务于医院药物护理相关工作的护士,是一本实用性较强的参考书。

由于护理用药学发展迅速,加之编者编写时间仓促,经验有限,书中存在的不足之处,敬请广大读者给予批评指正。

秦赞秋

山东省济宁市梁山县人民医院

2023 年 3 月

目录 CONTENTS

第一章

护理药物学

第一节　护理药物学的基本理论

药物与机体接触后可因相互作用而产生特定的影响,包括药物对机体的作用和机体对药物的作用;在药理学中前者称为药物效应动力学(简称药效学),后者称为药物代谢动力学(简称药动学)。通过学习药效学和药动学知识,可以使护士更好地理解药物学的基本理论,正确地进行给药护理。

一、药物的作用和药效学基本概念

(一)药物对机体的作用

药物对机体的作用是药物对机体原有功能活动的影响,包括兴奋作用和抑制作用。兴奋作用是指机体原有功能活动加强,如尼可刹米可兴奋被抑制的呼吸和中枢。抑制作用是指机体原有功能活动减弱,如阿托品可使痉挛的胃肠平滑肌松弛。在人体内,同一药物对不同的器官可产生不同的作用,如肾上腺素对心脏可产生兴奋作用,而对支气管平滑肌则产生抑制作用。

药物对病原体的作用,主要是通过干扰病原体的代谢而抑制其生长繁殖。如青霉素抑制细菌细胞壁的合成,氯霉素抑制细菌核蛋白体的合成。

(二)药效学基本概念

1.选择性作用

一种药物对机体各器官组织的作用并非一致,往往对于某一个或几个器官组织的某些功能影响特别明显,而对于其他器官组织的影响并不突出,这就是药物的选择性作用。如洋地黄选择性地作用于心脏,苯巴比要选择性地作用于中枢神经系统。一般来说,选择性高的药物,不良反应较少、疗效较好,可有针对性地治疗某种疾病;选择性低的药物不良反应较多,一种药物因剂量不同,选择性作用的表现也不同。

2.局部作用与吸收作用

药物应用于机体时,根据其是否吸收入血,可分为局部作用和吸收作用。局部作用是指药物在用药部位所呈现的作用,如乙醇消毒皮肤,局麻药的局麻作用等;吸收作用则是指药物被机体吸收以后所呈现的作用,如口服阿司匹林产生解热镇痛作用、肌内注射青霉素治疗革兰阳性菌引起的呼吸道感染等。

3.药物与受体的相互作用

受体是位于细胞膜或细胞内的一种蛋白质,具有高度的特异性,能与体内的某些活性物质或药物相结合,引起一系列生化反应,表现为细胞或组织器官功能的兴奋或抑制。

(1)受体激动药:既具有与受体结合的亲和力,又具有内在活性的药物,可以与相应的受体结合并激动受体,继而产生一定的生物效应,这类药物称为受体激动药。如乙酰胆碱可结合并激动胆碱受体,为胆碱受体激动药。

(2)受体拮抗药:只有与受体结合的亲和力,而无内在活性的药物,可以与相应的受体结合,但不能激动受体,甚至可以阻滞激动药与受体结合而发生反应,这类药物称为受体拮抗药或阻滞药。如阿托品可与胆碱受体结合,阻断乙酰胆碱与之结合而产生拮抗乙酰胆碱的效应,为胆碱受休拮抗药。

药物与受体结合后,通过信号传导系统引起细胞的反应,是一种重要的药物作用机制。细胞膜上受体的数目或反应性可因周围的生物活性物质、药物的作用、药物浓度的影响而发生改变。如哮喘患者长期应用异丙肾上腺素治疗,可使相应受体数目减少而疗效降低;高血压患者应用普萘洛尔,因使相应受体数目增多,若突然停药可引起反跳现象。

4.药物的不良反应

药物的不良反应是指与治疗目的无关的药物作用。

(1)不良反应:药物在治疗剂量时出现的与治疗目的无关的作用。不良反应是药物的固有反应,随用药目的改变,防治作用与不良反应可以互相转变。

(2)毒性反应:是药物在用量过大、用药时间过长或机体对药物敏感性过高时产生的对机体有明显损害的反应。毒性反应的危害较大,一般是可以预知的,常见的毒性反应有胃肠道反应、中枢神经系统反应、心血管系统反应、血液系统及肝、肾毒性等。药物的致癌、致畸、致突变作用,是药物的特殊慢性毒性作用。如沙利度胺(又称反应停)是 20 世纪 50 年代的一种药物,对孕妇的早期妊娠呕吐具有极好的治疗效果,曾被广泛用于孕妇的早期妊娠反应,几年后发现用过此药的孕妇常分娩四肢短小的被称为海豹儿的畸形儿,历史上称这一事件为"反应停"事件。

(3)后遗效应:是指停药后血药浓度已降至有效浓度以下时残存的药物作用。如服用巴比妥类催眠药后,次晨出现乏力、困倦等现象。

(4)停药反应:是指突然停药后原有疾病加剧的现象。如长期服用降压药可乐定,停药后次日血压明显回升。

(5)变态反应:是一类免疫反应,又称过敏反应。变态反应的发生与剂量无关,与药物原有作用无关,不易预知,但过敏体质者易发生,结构相似的药物可发生交叉过敏。变态反应常表现为皮疹、药物热、血管神经性水肿、哮喘等,严重者可发生过敏性休克,如抢救不及时可致死亡。

(6)特异质反应:少数特异体质患者对某些药物反应特别敏感,与先天遗传异常有关。

在给药护理中,护士不仅要向患者介绍药物的疗效,密切注意患者用药后药物是否发挥作用,还应详细地介绍药物的不良反应和用药注意事项,增强患者对药物不良反应和药源性疾病的防范意识,使患者能够最早发现药物不良反应的症状,成为给药护理的主动合作者。同时要详细了解患者的病史、药物过敏史和用药史。对可能发生严重变态反应的药物,应通过皮肤试验等方法来确定是否可以使用该药物。若发现异常时应尽快查明原因报告医师,及时调整剂量和更换药物,指导合理用药。

5.药物的量效关系

药物的剂量与效应之间关系密切,在一定范围内,剂量越大,血药浓度越高,作用也就越强,此为药物的剂量-效应关系,简称量效关系。但超过一定范围,随给药剂量的增加,血药浓度不断增高,则会引起毒性反应,出现中毒甚至死亡。因此,在给药护理中,要严格掌握用药剂量,既要发挥药物的防治作用,又要防止毒性反应的发生。

如量效关系曲线(图 1-1)所示,用药剂量过小,血药浓度在体内达不到有效浓度,此为无效量。随给药剂量增加,开始出现防治作用,此剂量为最小有效量。给药剂量继续加大,直至出现最大治疗作用,此时的剂量为最大治疗量,又称极量。从最小有效量到极量之间的用药剂量为治疗量。超过极量继续给药,血药浓度继续升高,引起毒性反应的最小剂量为最小中毒量。引起死亡的剂量为致死量。在临床用药时,为了使疗效可靠且用药安全,常采用比最小有效量大些,比极量小些的剂量,此剂量为常用量。目前常用的评价药物安全性的指标如下。

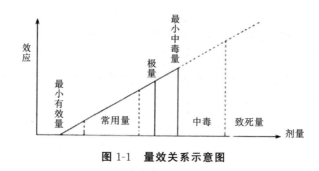

图 1-1　量效关系示意图

(1)安全范围:是指最小有效量和最小中毒量之间的范围。安全范围越大,药物的毒性越小。

(2)治疗指数:是半数致死量与半数有效量的比值。一般治疗指数越大,药物越安全。半数致死量是指在测定药物药性的动物试验中,使半数试验动物死亡的剂量。半数有效量是指在测定药物疗效的动物试验中,使半数试验动物出现疗效指标的剂量。但仅用治疗指数来衡量一个药物的安全性有时是不可靠的,还需参考药物的安全系数。

(3)安全系数:又称安全指数,是指最小中毒量与最大治疗量的比值。该比值越大,说明用药越安全。

二、药物的体内过程和药动学基本概念

(一)药物的体内过程

药物进入机体后,会发生位置和化学结构的变化,包括药物的吸收、分布、代谢和排泄 4 个过程(图 1-2)。药物的作用依赖于药物的体内浓度,药物的体内过程可随用药后的时间变化而发生动态变化。

1.药物通过细胞膜的方式

药物通过生物膜的过程称为药物的跨膜转运。药物在体内的吸收、分布、排泄均需通过组织细胞的生物膜,药物跨膜转运的方式主要有 3 种(表 1-1)。

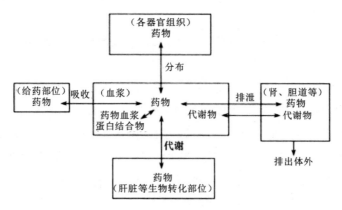

图 1-2　药物的体内过程示意图

表 1-1　药物的跨膜转运方式比较

转运方式		转运方向	是否消耗能量	是否需要载体	影响因素
滤过		高浓度→低浓度	否	否	分子量
简单扩散		高浓度→低浓度	否	否	①理化性质;②解离度,一般分子量小的、脂溶性高的、极性小的、非解离型药物易被转运
载体转运	异化扩散	高浓度→低浓度	否	是	载体具有选择性、饱和性和竞争性的特点
	主动转运	低浓度→高浓度	是	是	

2.药物的吸收

药物的吸收是药物从用药部位转运至血液的过程。药物吸收的快慢和多少,直接影响药物呈现作用的快慢和强弱,药物的吸收受多种因素的影响。

(1)药物的理化性质:一般来说,药物的分子量越小、脂溶性越高、解离度越小,越容易被吸收;反之则难被吸收。

(2)给药途径:在组织不破损无炎症的情况下,除静脉和动脉给药直接进入血液循环外,药物吸收的速度从快到慢依次为肺泡(气雾吸入)、肌内注射或皮下注射、黏膜(包括口服、舌下给药)、皮肤给药。

(3)其他:一般来说,药物浓度大,吸收面积广,局部血流快,可使药物吸收加快,反之则慢。如胃肠淤血时,药物吸收就减慢。

3.药物的分布药物

吸收后经过体循环到达机体组织器官的过程称为药物的分布。药物在体内的分布是不均匀的,而且药物的分布和药物的作用是相关的。影响药物分布的因素主要有如下几个方面。

(1)与组织的亲和力有些药物与某些组织有较高的亲和力,如碘主要集中在甲状腺。

(2)透过屏障的难易药物分布至作用部位,要透过不同的屏障,如毛细血管壁、血-脑屏障、胎盘等。对于毛细血管壁,脂溶性物质如乙醚易于通过,而水溶性化合物则难以通过,如青霉素不易通过血-脑屏障,进入脑脊液的量很少,故用其治疗流脑时,须加大剂量。对于胎盘,非解离型的高脂溶性药物如巴比妥类易于通过,如妊娠妇女用药应考虑药物是否会通过胎盘而对胎儿造成不良影响。

(3)与血浆蛋白结合的能力有一些药物在血浆中有一部分与血浆蛋白结合,有一部分则保持自由状态。保持自由状态的药物分子量小,易转运到作用部位产生药理效应,如磺胺嘧啶与血浆蛋白结合率低,可分布到脑脊液中的量比较多,故为治疗流脑首选药。

4.药物的代谢

药物在体内经过某些酶的作用,使其化学结构发生变化,称为药物的代谢。多数药物经过代谢,其药理作用减弱或消失,也有少数药物只有经过代谢才能发挥作用。药物代谢需要酶的参与,体内药物代谢酶主要有两类:一类是特异性酶,能催化特定底物的代谢,如胆碱酯酶水解乙酰胆碱;另一类是非特异性酶,主要指肝脏微粒体酶系统,此酶系统可转化数百种化合物,是促进药物转化的主要酶系,又称肝药酶。药物在体内代谢的主要场所是肝脏,肝功能不全时,影响药物代谢,易引起中毒。

5.药物的排泄

药物的排泄是指药物及其代谢产物经过机体的排泄或分泌器官排出体外的过程。肾脏是主要的排泄器官,肾功能不全时,肾脏排泄药物的能力减弱,应酌减药物用量和给药次数。增加尿量,可降低尿液中药物的浓度,加快药物的排泄。改变尿液的 pH 可使药物的解离度发生变化,对弱酸性或弱碱性药物的影响较大,临床常利用改变尿液 pH 的办法加速药物的排泄以治疗药物中毒,如治疗水杨酸中毒时可给予碳酸氢钠碱化尿液,使其排泄增加。药物除经肾脏排泄外,还可通过其他途径排出。如挥发性药物主要通过呼吸道排泄。被吸收的药物有的经肝脏排入胆汁,再随胆汁进入肠中,进入肠中的药物可部分被重吸收,形成"肝肠循环",使药物排泄缓慢,作用延长,如洋地黄毒苷。有的药物如吗啡可通过乳腺排出,可引起乳儿中毒。此外,少数药物也可经唾液腺、汗腺排出。

(二)药动学基本概念

1.首过效应

首过效应是指药物在进入体循环前,被肝脏或胃肠道的某些酶灭活,使进入体循环药量减少的一种现象。首过效应发生在口服给药时,舌下给药和直肠给药等方式可避免这一现象。如硝酸甘油为避免首过效应常采用舌下给药。对于高治疗指数的药物可增加剂量克服首过效应,而对于治疗指数较低的药物,必须通过改变给药途径来克服。

2.生物利用度

药物被机体吸收利用的程度和速度可用生物利用度来表示。

生物利用度＝(吸收进入体循环的药量/给药剂量)×100％

3.药物的时量关系和时效关系

药物的体内过程是一个连续变化的动态过程,随时间的变化,血药浓度及药物的作用强度也会随之变化,这种动态变化过程,可用时量(效)关系来表示(图 1-3)。

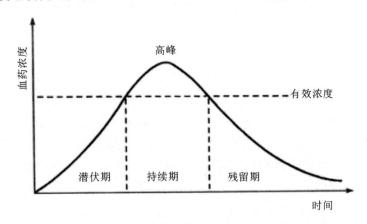

图 1-3 非静脉给药的时量(效)关系曲线

时量关系是随时间变化血药浓度变化的动态过程。时效关系是药物的作用强度随时间变化的动态变化过程。根据时量(效)关系,给药后血药浓度升高,在出现疗效前的一段时间称为潜伏期,当药物的吸收速度和药物的消除速度相等时达峰浓度,从给药时至峰浓度的时间称为达峰时间;以后血药浓度逐渐下降,为药物的消除过程。当达到最低有效浓度时,药物作用开始消失。从疗效出现到作用基本消失这段时间,是维持有效浓度或基本疗效的时间,称为持续期。而将体内药物已降至有效浓度以下,但又未从体内完全消除的时间称为残留期。

峰浓度的大小与给药剂量有关,残留期的长短反映了药物消除的快慢。因此,在临床用药时,为了更好地发挥药物的疗效,防止蓄积中毒,应测定患者的血药浓度,以便确定合理的给药剂量和给药间隔时间。

4.药物的消除和蓄积

药物的消除是指药物在体内逐渐减少消失的过程,它包括了药物在体内的代谢和排泄过程。消除主要有2种类型。

(1)恒比消除:是指单位时间内药物按恒定比例进行的消除。药物的消除速度与血药浓度有关,大多数药物的消除属于此种类型。

(2)恒量消除:是指单位时间内药物按恒定数量进行的消除。药物消除的速度与血药浓度无关。多数药物当用药量过大,超过恒比消除的极限时,机体以恒量消除的形式将药物自体内消除,当血药浓度降低后则转为恒比消除。

药物的蓄积是指反复多次给药后,药物进人体内的速度大于消除速度,使体内的药量或血药浓度逐渐增高,称为药物的蓄积。合理的药物蓄积可使药物达到有效的治疗水平,取得满意的治疗效果,但药物过度蓄积时,则会引起药物的蓄积性中毒。

5.药物半衰期

药物半衰期(n)是指考点提示血浆药物浓度下降一半所需要的时间,它决定给药次数和给药间隔。它反映了药物在体内消除的速度,对于符合恒比消除的药物来说,其半衰期是恒定的,不随血药浓度的高低和给药途径的变化而改变。但肝、肾功能不良时,药物的半衰期可能延长,患者易发生蓄积中毒,给药护理时应注意。在给药护理中,可根据药物的半衰期制订给药方案,确定给药次数、给药间隔。对于恒比消除的药物来说,一次用药后,约经过5个半衰期,体内药物基本消除(表1-2)。

表1-2　恒比消除药物的消除和蓄积变化

半衰期数	一次给药		连续恒速恒量给药后体内蓄积药量(%)
	消除药量(%)	蓄积药量(%)	
1	50.0	50.0	50.0
2	75.0	25.0	75.0
3	87.5	12.5	87.5
4	93.7	6.3	93.8
5	96.9	3.1	96.9
6	98.4	1.6	98.5
7	99.2	0.8	99.3

6.稳态血药浓度

以半衰期为给药间隔时间,连续恒量给药后,经 4～5 次给药后,血药浓度基本达稳定水平,称为稳态血药浓度,又称坪浓度或坪值。达坪值时药物吸收量和消除量达平衡,药物在体内不再蓄积。稳态浓度的高低取决于恒量给药时连续给药的剂量,剂量大则稳态浓度高,剂量小则稳态浓度低。如每天给药总量相等,改变给药次数,坪值不变。如病情需要立即达坪值时,可采取首次剂量加倍,然后改为常用量的方法,此种给药在一个半衰期内即能达坪(图 1-4)。

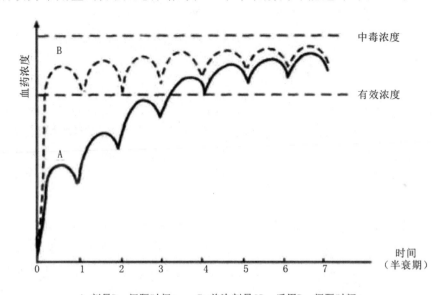

A.剂量D,间隔时间 $t_{1/2}$;B.首次剂量2D,后用D,间隔时间 $t_{1/2}$

图 1-4　连续恒量血管外给药的血药浓度时间曲线

三、影响药物作用的因素

药物进入机体后能否发挥防治作用,受到来自机体和药物等诸多因素的影响。

(一)机体方面的因素

1.年龄

(1)小儿:小儿特别是早产儿和新生儿,因机体各系统生理功能尚未发育完全,个体差异较大,对药物比较敏感,有时与成人有巨大差别。因此,小儿用药必须谨慎遵守儿科用药原则,同时要加强给药后的观察和护理。对小儿身体发育可产生影响、发生不可逆损害、产生严重不良反应的药物必须引起重视,要慎重使用。对小儿禁忌使用的药物应严格遵守规定,谨慎用药。如婴儿的血-脑屏障发育不全,对吗啡特别敏感易致呼吸抑制;四环素可影响钙代谢,易发生牙齿黄染或骨骼发育停滞。

(2)老年人:老年人因生理功能衰退,对药物的敏感性有很大变化,对许多药物的敏感性增加甚至出现严重反应。如老年人使用降压药后易致低血压,使用非甾体抗炎药易致消化道出血等。因肝、肾功能减退,药物的消除速度减慢,血浆半衰期会有不同程度的延长,长期用药易致蓄积中毒。因此,老年人用药应慎重,60岁以上的老年人给药剂量一般为成人的3/4。此外,一些老年人的记忆力减退,用药依从性较差,在给药护理中,应详细向老年患者讲解服药方法,并进行监护,防止错误用药造成药物无效或产生毒性。

2.性别

性别对药物的反应无明显差异,但性别差异可导致某些药物代谢差异,如一般男性对阿司匹林的清除率高于女性。妇女的月经期、妊娠、分娩、哺乳等生理特点,对药物的反应较一般情况有所不同,用药时应适当考虑。如在月经期和妊娠期禁用剧泻药和抗凝血药,妊娠早期禁用激素类药物等已知的致畸胎药物。

3.精神因素

患者的精神因素与药物的疗效关系密切。乐观的情绪,有利于提高机体的抗病能力,患者对药物的信任、依赖程度也可以提高药物的疗效。医护人员的任何医疗或护理活动,包括言谈举止都可以发挥安慰剂作用,因此可以适当利用这一效应作心理治疗或心理护理。

4.遗传因素

多数药物的异常反应与遗传因素有关,遗传因素是影响药物反应个体差异的决定性因素之一。遗传变异可使部分药物的药效学、药动学发生变化。如双香豆素的血浆半衰期,在一卵双生个体间几无差别,而在二卵双生个体间可能差别几倍;葡萄糖-6-磷酸脱氢酶(G-6-PD)缺陷者服用阿司匹林、伯氨喹、磺胺类、维生素K时,可发生溶血反应;快乙酰化代谢型人群服用异烟肼后,血药浓度较低,半衰期较短,而在慢乙酰化代谢型患者服用同样剂量异烟肼后,用药后药效维持时间长,易发生外周神经炎。

5.病理状态

病理因素能影响机体对药物的敏感性,如阿司匹林可使发热患者的体温降至正常,而对正常体温无影响。患者在中枢神经系统抑制的病理状态下,能耐受较大剂量的中枢兴奋药而不惊厥,如巴比妥类中毒时应用大剂量中枢兴奋药也不易引起惊厥。病理因素也能改变机体处理药物的能力,如肝、肾功能低下时,药物的清除率降低,使药物的半衰期延长,血药浓度增高,效应增强以及产生严重的不良反应,此外一些药物可诱发或加重疾病,如糖皮质激素可诱发或加重溃疡病和糖尿病等。因此,在病理状态下进行给药护理时,应高度重视并密切观察。

6.昼夜节律

体温、血压、肾上腺皮质激素的分泌都有昼夜变化规律,如血浆皮质激素浓度在上午 8 时左右最高,随后降低,直至午夜零点降到最低,因此根据其昼夜分泌规律给药,可提高疗效,减少不良反应。

(二)药物方面的因素

1.药物剂型和给药途径

药物因剂型不同给药途径往往也不同。一般而言,注射剂比口服剂型吸收快;口服给药时,溶液剂吸收最快,散剂次之,片剂和胶囊剂较慢。吸收快的剂型,血药浓度达峰时间较快,故起效快;吸收慢的剂型,因其潜伏期长,故起效慢,维持时间长。

给药途径也可影响药物的吸收、药物作用产生的速度和维持时间。不同的给药途径也可以产生不同的药物作用,如硫酸镁溶液口服可产生导泻作用,而硫酸镁注射液肌内注射可致骨骼肌松弛,呈现抗惊厥作用。利多卡因局部给药可产生局部麻醉作用,而其静脉注射给药则可产生抗心律失常作用,主要用于治疗室性心律失常。因此,临床给药应根据患者病情需要选择不同的制剂和给药途径,如危重患者和不能口服者多采用注射给药。

2.联合用药及药物的相互作用

两种或多种药物同时或先后使用,称为联合用药,又称配伍用药。联合用药的目的是为了同时达到多种治疗目的,提高疗效,减少不良反应,防止耐受性或耐药性的发生。合理的联合用药可增强疗效,不合理的多药联用也常导致药物间不良的相互作用而降低疗效、加重不良反应甚至产生药源性疾病,因此,在联合用药中应注意可能发生的药物不良相互作用。

药物联合应用后出现的作用及效应称药物的相互作用,药物的相互作用可使药效加强,也可使药效降低或不良反应加重,因此,在给药护理中要加以注意。

(1)配伍禁忌:药物在体外配伍时直接发生物理、化学的相互作用而降低疗效,甚至产生毒性影响药物的使用,此为配伍禁忌。在同时使用多种药物时,要认真审核药物的配伍禁忌表,避免发生配伍禁忌的差错或事故。注射剂在混合使用或大量稀释时易产生化学或物理改变,因此,静脉给药时应特别注意配伍禁忌,避免发生严重后果。

(2)影响药效学的相互作用:联合用药时,药物在不同的药效学作用机制上产生相同或相反的生理功能调节作用,表现为药物效应增强(即协同作用)或药物效应减弱(即拮抗作用)。如吗啡与阿托品合用治疗胆绞痛,前者具有镇痛作用,后者可解除胆道痉挛,两药合用可增强疗效,为协同作用。而沙丁胺醇的扩张支气管作用可被普萘洛尔所拮抗,若两药合用,可使前者的作用减弱,为拮抗作用。

(3)影响药动学的相互作用:联合用药时,一种药物通过影响另一种药物的吸收、分布、代谢和排泄,而使另一种药物的作用或效应发生变化。如青霉素与丙磺舒合用,后者可使前者排泄减慢而作用增强。苯巴比妥能诱导肝药酶,当其与保泰松合用时,可使保泰松代谢加快,药效降低。

3.药物对机体反应性的影响

在药物应用中,有些药物对机体的反应性可能产生影响,主要表现如下。

(1)致敏反应:药物进入人体后,可诱发变态反应。

(2)耐受性:是指连续用药后机体对药物的效应逐渐减弱或消失。如药物在短时间内反复应用数次后出现药效下降或消失为快速耐受性。如耐受性发生的比较缓慢,在长期连续用药后机体对药物的效应逐渐减弱,但增加药物剂量还可维持原有的药效称为慢性耐受性。

(3)药物依赖性:有些药物应用一段时间后停药,患者在精神上有主观的不适感觉而没有其他生理功能紊乱,但有反复连续用药的要求,为心理依赖性,又称习惯性。如患者在用药时产生欣快感,停药后出现严重的精神和生理功能紊乱,为生理依赖性,又称成瘾性。具有成瘾性的药物称为麻醉药品。由于习惯性和成瘾性都有主观连续用药的要求,故统称为药物依赖性。产生药物依赖性的主要原因是药物滥用。药物滥用是指无病情根据的大量长期应用药物,尤其是自我应用麻醉药品。因此,麻醉药品的贮存、使用必须遵照《中华人民共和国药品管理法》严格管理。

(三)其他因素

饮食、生活习惯和方式、工作环境对药物代谢酶的活性和作用靶点的敏感性都有显著的影响,导致一些药物的代谢和作用存在明显的个体或种族差异。如高血压、糖尿病等慢性疾病的患者,药物治疗的同时配合饮食疗法治疗效果更佳,抗酸药治疗消化性溃疡时饭前服用效果较好,驱虫药要求空腹或半空腹服用。

第二节　医用处方的基本知识

一、处方的概念和定义

医疗机构使用的处方是指由注册的执业医师和执业助理医师(以下简称医师)在诊疗活动中为患者开具的,由取得药学专业技术职务任职资格的药学专业技术人员(以下简称药师)审核、调配、核对,并作为患者用药凭证的医疗文书。处方包括医疗机构病区用药医嘱单。处方具有法律意义、经济意义和技术意义。

护理人员和药剂人员虽然没有处方权,但医师正确开具处方,药剂人员审核处方并及时、正确按处方发药,护理人员正确无误地执行处方并对用药患者具有监护责任,任何一个环节都是至关重要的。哪个环节失误都可能造成严重后果,甚至危及生命。一旦发生医疗事故,处方可作为法律凭证,追究责任。因此,医务、药剂、护理人员对处方均应高度负责,严防医疗事故的发生,保证患者用药安全。

二、处方的种类

医用处方一般分为以下 6 种。

(一)普通处方

为临床用得最多的一种处方,其印刷用纸的颜色为白色。

(二)急诊处方

用于急诊患者,其印刷用纸的颜色为淡黄色,右上角标注"急诊"。

(三)儿科处方

小儿科专用处方,其印刷用纸的颜色为淡绿色,右上角标注"儿科"。

(四)麻醉药品处方

麻醉药品专用处方,其印刷用纸的颜色为淡红色,右上角标注"麻"。

(五)第一类精神药品处方

其印刷用纸的颜色为淡红色,右上角标注"精一"。

(六)第二类精神药品处方

其印刷用纸的颜色为白色,右上角标注"精二"。

三、处方的结构与内容

处方由三部分组成:包括前记、正文和后记(图 1-5)。

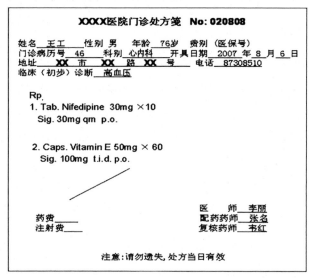

XXXX医院门诊处方笺 No: 020808

姓名 <u>王工</u>   性别 <u>男</u> 年龄 <u>76岁</u> 费别 (医保号)
门诊病历号 <u>46</u>   科别 <u>心内科</u>   开具日期 <u>2007</u> 年 <u>8</u> 月 <u>6</u> 日
地址 <u>XX</u> 市 <u>XX</u> 路 <u>XX</u> 号   电话 <u>87308510</u>
临床(初步)诊断 <u>高血压</u>

Rp.
1. Tab. Nifedipine 30mg ×10
   Sig. 30mg qm p.o.

2. Caps. Vitamin E 50mg × 60
   Sig. 100mg t.i.d. p.o.

药费_____   医   师 <u>李丽</u>
注射费_____   配药药师 <u>张名</u>
                       复核药师 <u>韦红</u>

注意:请勿遗失,处方当日有效

图 1-5 处方结构示例

(一)前记

包括医疗机构名称,费别,患者姓名、性别、年龄,门诊或住院病历号,科别或病区、床位号,临床诊断,开具日期等。

麻醉药品和第一类精神药品处方还应当包括患者身份证编号,代办人姓名、身份证编号。

(二)正文

以"Rp."或"R."(拉丁文 *Rccipe*"请取"的缩写)标示,分列药品名称、剂型、规格、数量、用法用量。

(三)后记

医师签名或加盖专用签章,复核药师审核药品金额等,配药药师签名或加盖专用签章。

处方示例说明如下。请取:①硝苯地平控释片每片 30 mg,共 10 片;用法:每次 1 片,每天早晨口服 1 次。②维生素 E 胶囊每粒 50 mg,共 60 粒;用法:每次 2 粒,每天 3 次,口服。

四、开处方方法与处方管理办法

(一)处方的印制

处方标准由卫健委统一规定,处方格式由省、自治区、直辖市卫生行政部门统一制定,处方由医疗机构按照规定的标准和格式印制,其内容包括前记、正文和后记,使用 A5 纸。

(二)处方书写

处方书写应当符合下列规则。

(1)患者一般情况、临床诊断填写清晰、完整,并与病历记载相一致。

(2)每张处方限于一名患者的用药。

(3)处方必须用钢笔书写,字迹清楚,不得涂改;如需修改,应当在修改处签名并注明修改日期,否则视为无效或错误处方。

(4)药品名称要按国家规定的通用名书写,不得使用商品名、代号和自编的缩写。应当使用规范的中文或拉丁文名称书写,也可以使用世界通用的英文名称书写;医疗机构或者医师、药师不得自行编制药品缩写名称或者使用代号;书写药品名称、剂量、规格、用法、用量要准确规范,药品用法可用规范的中文、英文、拉丁文或者缩写体书写,但不得使用"遵医嘱""自用"等含糊不清字句。

(5)患者年龄应当填写实足年龄,对于新生儿、婴幼儿写日或月龄,必要时要注明体重。

(6)西药和中成药可以分别开具处方,也可以开具一张处方,中药饮片应当单独开具处方。

(7)开具西药、中成药处方,每一种药品应当另起一行,每张处方不得超过5种药品。

(8)中药饮片处方的书写,一般应当按照"君、臣、佐、使"的顺序排列;调剂、煎煮的特殊要求注明在药品右上方,并加括号,如布包、先煎、后下等;对饮片的产地、炮制有特殊要求的,应当在药品名称之前写明。

(9)药品用法用量应当按照药品说明书规定的常规用法用量选取,特殊情况需要超剂量使用时,应当注明原因,并再次签名。

(10)除特殊情况外,应当注明临床诊断。

(11)开具处方后的空白处而一斜线以示处方完毕。

(12)药品剂量与数量用阿拉伯数字书写。剂量应当使用法定剂量单位:重量以克(g)、毫克(mg)、微克(μg)、纳克(ng)为单位;容量以升(L)、毫升(mL)为单位;国际单位(IU)、单位(U);中药饮片以克(g)为单位。片剂、丸剂、胶囊剂、颗粒剂分别以片、丸、粒、袋为单位;溶液剂以支、瓶为单位;软膏及乳膏剂以支、盒为单位;注射剂以支、瓶为单位,应当注明含量;中药饮片以剂为单位。

(三)处方的有效性和合法性

(1)经注册的执业助理医师在医疗机构开具的处方,应当经所在执业地点执业医师签名或加盖专用签章后方有效。经注册的执业助理医师在医疗机构独立从事一般的执业活动,可以在注册的执业地点取得相应的处方权。医师应当在注册的医疗机构签名留样或者专用签章备案后,方可开具处方。处方医师的签名式样和专用签章应当与院内药学部门留样备查的式样一致,不得任意改动,否则应当重新登记留样备案。

(2)处方开具当日有效。特殊情况下需延长有效期的,由开具处方的医师注明有效期限,但有效期最长不得超过3天。处方一般不得超过7天用量;急诊处方一般不得超过3天用量;对于某些慢性病、老年病或特殊情况,处方用量可适当延长,但医师应当注明理由。

(3)医疗用毒性药品、放射性药品的处方用量应当严格按照国家有关规定执行。

(4)医师应当按照卫生部制定的麻醉药品和精神药品临床应用指导原则,开具麻醉药品、第一类精神药品处方。门(急)诊癌症疼痛患者和中、重度慢性疼痛患者需长期使用麻醉药品和第一类精神药品的,首诊医师应当亲自诊查患者,建立相应的病历,要求其签署《知情同意书》。病历中应当留存下列材料复印件:①二级以上医院开具的诊断证明;②患者户籍簿、身份证或者其他相关有效身份证明文件;③为患者代办人员身份证明文件。

(5)除需长期使用麻醉药品和第一类精神药品的门(急)诊癌症疼痛患者和中、重度慢性疼痛患者外,麻醉药品注射剂仅限于医疗机构内使用。

(6)为门(急)诊患者开具的麻醉药品注射剂,每张处方为一次常用量;控缓释制剂,每张处方不得超过7天常用量;其他剂型,每张处方不得超过3天常用量。

(7)第一类精神药品注射剂,每张处方为一次常用量;控缓释制剂,每张处方不得超过7天常用量;其他剂型,每张处方不得超过3天常用量。哌甲酯用于治疗儿童多动症时,每张处方不得超过15天常用量。

(8)第二类精神药品一般每张处方不得超过7天常用量;对于慢性病或某些特殊情况的患者,处方用量可以适当延长,医师应当注明理由。

（9）为门（急）诊癌症疼痛患者和中、重度慢性疼痛患者开具的麻醉药品、第一类精神药品注射剂，每张处方不得超过 3 天常用量；控缓释制剂，每张处方不得超过 15 天常用量；其他剂型，每张处方不得超过7天常用量。

（10）为住院患者开具的麻醉药品和第一类精神药品处方应当逐日开具，每张处方为 1 天常用量。

（11）对于需要特别加强管制的麻醉药品，盐酸二氢埃托啡处方为一次常用量，仅限于二级以上医院内使用；盐酸哌替啶处方为一次常用量，仅限于医疗机构内使用。

（12）医师利用计算机开具、传递普通处方（电子处方）时，应当同时打印出纸质处方，其格式与手写处方一致；打印的纸质处方经签名或者加盖签章后有效。药师核发药品时，应当核对打印的纸质处方，无误后发给药品，并将打印的纸质处方与计算机传递的处方同时收存备查。

（四）处方的保存

（1）普通处方、急诊处方、儿科处方保存期限为 1 年，医疗用毒性药品、第二类精神药品处方保存期限为 2 年，麻醉药品和第一类精神药品处方保存期限为 3 年。

（2）处方保存期满后，经医疗机构主要负责人批准、登记备案，方可销毁。

五、处方举例

例 1

请取　　　　　　　　　　　　　　　　　　Rp.

1.氧氟沙星片 0.3×6×2 盒　　　　　　　　1.Tab. Ofloxacin 0.3×6×2

用法：1 片/次，2 次/天，口服　　　　　　Sig. 0.3 bid p.o.

2.二甲双胍片 0.25×24×2 盒　　　　　　　2.Tab. Metformin 0.25×24×2

用法：1 片/次，3 次/天，口服　　　　　　Sig. 0.25 tid p.o.

例 2

请取　　　　　　　　　　　　　　　　　　Rp.

1.5% 葡萄糖注射液 500 mL　　　　　　　1.Inj. 50/GS 500 mL

2.头孢呋辛钠注射液 0.70×2×6　　　　　2.Inj. Cefuroxime O.75×2 aa 1×6

用法：头孢呋辛钠每次 2 支加到 5% 葡萄糖溶液　　Sig. aa 1 bid ivgtt. 40 drip/min

500 mL中静脉滴注，40 滴/分钟，2 次/天

第三节　护理程序在临床用药中的运用

护理程序是为服务对象提供护理照顾时所应用的工作程序,是一种系统解决问题的方法,包括评估、诊断、计划、实施、评价 5 个步骤。护理程序中的每一步,均有相互关联、互为影响、循环往复的特点。将该种护理工作模式用于患者药物治疗过程中,使护理工作不再局限于执行医嘱和单纯的技术操作,而是能够利用护理工作的特点和优势,更有效地为患者实施药物治疗。

一、护理评估

护理评估是药物治疗中实施护理程序的首要步骤。在进行用药前,护士必须运用药物学知识和临床实践经验,系统地收集和分析患者的生理、心理、社会及其所用药物的相关资料,找患者现存的和潜在的健康问题。主要评估内容包括:①患者目前的医疗诊断、病情、既往病史;②患者的用药史、过敏史;③患者体格检查和实验室检查的各项资料,尤其是肝、肾功能;④患者生活习性、饮食习惯,有无不良嗜好;⑤患者家庭、职业、文化背景、社会经济状况;⑥患者和家属对疾病和药物知识的了解程度,患者的自理能力,如视力、记忆力和精神状况是否正常,对所用药物是否依赖等。

二、护理诊断

根据护理评估所得资料,确立与用药有关的护理诊断。所确立的诊断是能够全部或部分由护士独立解决的现存或潜在的健康问题,也是护士下一步制订护理措施的基础。全球公认的护理诊断以北美护理诊断协会制定的为依据。用药过程中的主要护理诊断如下。

(一)与药物不良反应相关内容

与药物不良反应相关内容是潜在、可能的护理诊断。如白血病患者因化疗药物引起消化道反应导致营养失调、脱发、口腔黏膜溃疡等,护理诊断如下。

1.营养失调

低于机体需要量——与白血病代谢增加、高热、化疗致消化道反应有关。

2.口腔黏膜改变

与白血病细胞浸润、化疗反应、继发真菌感染等有关。

3.自我形象紊乱

与化疗药物引起脱发有关。

4.潜在并发症

与化疗药物的不良反应有关。

(二)与缺乏用药知识相关内容

如因文化程度或药物信息来源受限,导致对某些疾病的药物治疗、药物的不良反应、正确使用药物的方法等知识缺乏。如肺结核患者对抗结核药物的治疗作用、不良反应及注意事项不了解,而出现不遵医行为时,护理诊断为知识缺乏,表现在 2 个方面:①与缺乏抗结核病药相关知识有关;②与缺乏对结核病合理化疗重要性的认知有关。

(三)与不能很好地执行药物治疗计划相关内容

如不能承担较为昂贵的治疗费用,或对药物治疗方案不予信任等。如肺结核患者表示愿意配合治疗,但因家庭经济状况窘迫而无法坚持用药;也有患者因对抗结核药物治疗时间太长、难以坚持或缺乏对结核病治疗重要性的认识而不配合。护理诊断为不合作,可能因素:①与家庭经济状况不佳有关;②与不能坚持长期服药有关;③与缺乏对结核病药物治疗重要性的认识有关。

三、护理计划

护理计划是以护理诊断为依据,为达到护理目标而制订的护理方案,可使药物发挥最佳疗效,防止或减轻药物不良反应。护理计划主要包括确定护理目标,为实现目标而制订的具体护理措施。护理目标是指患者通过药物治疗而达到的健康状况,也称预期结果。护理措施:护理人员对用药和治疗效果的观察和处理,对不良反应观察及减少或预防药物的不良反应的措施,对患者及家属制订药物知识教育的计划等。护理计划是护理行为的指南,因此,制订计划时力求做到目标明确、条理清晰、措施得当,并具有可操作性。例如,护理诊断为"潜在并发症抗凝治疗的不良反应"的护理计划可参考如下。

(一)护理目标

(1)无明显出血情况。

(2)血常规监测指标在正常范围内。

(二)护理计划

1.评估

(1)皮肤黏膜出血情况。

(2)出、凝血时间。

(3)尿色的改变。

(4)变态反应。

2.治疗

(1)出现自发性出血,遵医嘱立即停药,必要时使用相应的特效解救药。

(2)有胸闷、气急时,遵医嘱给氧。

(三)患者和家属的教育

(1)监测皮肤、黏膜、尿色变化的意义。

(2)出现严重不良反应时密切配合医护的重要性。

(3)常见药物的不良反应的表现及识别方法。

(4)运动及饮食对药物疗效的影响。

四、实施护理计划

实施护理计划是护理程序中至关重要的一步,是护理计划付诸实践的过程。通过实施计划,实现预期目标。患者病情在不断变化,在实施护理计划过程中也要体现动态变化,不断修改护理计划。药物治疗护理计划的实施,关系到用药的安全性、有效性,护理人员不但要掌握药物的药理基础理论,还应掌握相关的药物学及给药注意事项方面的知识;评价药物治疗的整个过程,随时依据病情变化进行调整,并正确、及时地做好护理记录。

五、效果评价

效果评价是护理程序的终结步骤,是将患者的实际情况与预期目标进行比较的过程。护理人员在此阶段主要通过评价药物疗效的客观指标,及时评估药物疗效是否达到预期目标,患者是否按预定方案用药,患者及家属对药物知识掌握的情况等。评价目标实现的程度有目标完全实现、部分实现、未实现3种。据此决定对原计划是继续实施还是修正或重新制订。效果评价同时存在于整个计划实施的过程之中。

第四节　常见给药方法

一、口服给药法

口服给药法是指药物经口服后,被胃肠道吸收和利用,起到局部治疗或全身治疗的作用。

(一)摆药

1.用物

药柜(内有各种药品)、药盘(发药车)、小药卡、药杯、量杯(10～20 mL)、滴管、药匙、纱布或小毛巾、小水壶内盛温开水、服药单。

2.操作方法

(1)准备:洗净双手,戴口罩,备齐用物,依床号顺序将小药卡插于药盘上,并放好药杯。

(2)按服药单摆药:一个患者的药摆好后,再摆第二个患者的药,先摆固体药再摆水剂药。①固体药:左手持药瓶(标签在外)、右手掌心及小指夹住瓶盖,拇指、示指和中指持药匙取药,不可用手取药。②水剂:先将药水摇匀,左手持量杯,拇指指在所需刻度,使与视线处于同一水平,右手持药瓶,标签向上,然后缓缓倒出所需药液。应以药液低面的刻度为准。同时有几种水剂时,应分别倒入另一药杯内。更换药液时,应用温开水冲洗量杯。倒毕,瓶口用湿纱布擦净,然后放回原处。

(3)其他:①药液不足 1 mL 需用滴管吸取计量。1 mL＝15 滴,滴管需稍倾斜。入已盛好少许冷开水的药杯内,或直接滴于面包上或饼干上服用。②患者的个人专用药,应注明姓名、床号、药名、剂量,以防差错。为使药量准确,应滴专用药不可借给他人用。③摆完药后,应根据服药单查对一次,再由第二人核对无误后,方可发药。如需磨碎的药,可用乳钵研碎。用清洁巾盖好药盘待发。清洗滴管、乳钵等,清理药柜。

(二)发药

1.用物

温度适宜的开水、服药单、发药车。

2.操作方法

(1)准备:发药前先了解患者情况,暂不能服药者,应做好交班记录。

(2)发药查对,督促服药:按规定时间,携服药单送药到患者处,核对服药单及床头牌的床号、姓名,并呼唤患者姓名,准确听到回答后再发药,待患者服下后方可离开。

(3)合理掌握给药时间:①抗生素、磺胺类药物应准时给药,以保持在血液中的有效浓度。②健胃、助消化药物宜在饭前或饭间服。对胃黏膜有刺激的药宜在饭后服。③对呼吸道黏膜有安抚作用的保护性止咳剂,服后不宜立即饮水,以免稀释药液降低药效。④某些由肾脏排出的药物,如磺胺类,尿少时可析出结晶,引起肾小管堵塞,故应鼓励多饮水。⑤对牙齿有腐蚀作用和使牙齿染色的药物,如铁剂,可用饮水管吸取,服后漱口。⑥服用强心苷类药物应先测脉率、心率及节律,若脉率低于 60 次/分或节律不齐时不可服用。⑦有配伍禁忌的药物,不宜在短时间内先后服用,如呋喃妥因与碳酸氢钠溶液等碱性药液。⑧安眠药应就寝前服用。发药完毕,再次与服药单核对一遍,看有无遗漏或差错。药杯集中处理。清洁药盘放回原处。需要时做好记录。

3.注意事项

(1)严格遵守"三查七对"制度(操作前、中、后查,对床号、姓名、药名、剂量、浓度、时间、方法),防止发生差错。

(2)老、弱、小儿及危重患者应协助服药,鼻饲者应先注入少量温开水,后将研碎溶解的药物由胃管注入,再注入少量温开水冲胃管。更换或停止药物时,应及时告诉患者,若患者提出疑问,应重新核对清楚后再给患者服下。

(3)发药后,要密切观察服药后效果及有无不良反应,若有反应应及时与医师联系,给予必要的处理。

(三)中心药站

有些医院设有中心药站,一般设在距各病房中心的位置,以便全院各病区领取住院患者用药。

病区护士每天上午于查房后把药盘、长期医嘱单送至中心药站,由药站专人处理医嘱、摆药、核对。口服药摆 3 次/天量,注射药物按一天总量备齐。然后由病区护士当面核对无误后,取回病区,按规定时间发药,发药前须经另一人核对。

各病区另设一药柜,备有少量常用药、贵重药、针剂等,作为临时应急用。所备之药须有固定基数,用后及时补充,交接班时按数点清。

二、滴入给药法

(一)眼滴药法

1.目的

(1)防治眼病。

(2)眼部检查:如散瞳验光或查眼底。

(3)用于诊断性染色,如滴荧光素检查结膜、角膜上皮有无缺损或泪道通畅试验。

2.用物

治疗盘内按医嘱备眼药水或眼药膏,消毒干棉球罐,弯盘,治疗碗内置浸有消毒液的小毛巾。

3.操作方法

(1)洗净双手,戴口罩。备齐用物携至患者处,核对无误后向患者解释,以取得合作。

(2)助患者取仰卧位或坐位,头略后仰,用干棉球拭去眼内分泌物、眼泪。

(3)嘱患者眼向上视,左手取一干棉球置于下眼睑处,并轻轻拉下,以露出下穹隆部,右手滴一滴眼药于下穹隆部结膜囊内后,轻提上眼睑覆盖眼球,使药液充满整个结膜囊内。

(4)以干棉球拭去溢出的眼药水,嘱患者闭眼1~2分钟。

4.注意事项

(1)用药前严格遵守查对制度,尤其对散瞳、缩瞳及腐蚀性药物更要谨慎。每次为每位患者用药前,均须用消毒液消毒手指,以免交叉感染。

(2)药液不可直接滴在角膜上,并嘱患者滴药后勿用力闭眼,以防药液外溢。

(3)若用滴管吸药,每次吸入不可太多,亦不可倒置,滴药时不可距眼太近,应距眼睑2~3 cm。勿使滴管口碰及眼睑或睫毛,以免污染。

(4)若滴阿托品、毒扁豆碱、呋索碘铵等有一定毒性的药液,滴药后应用棉球压迫泪囊区2~3分钟,以免药液经泪道流入泪囊和鼻腔,被吸收后引起中毒反应,对儿童用药时应特别注意。

(5)易沉淀的混悬液,如氢化可的松眼药水,滴药前要充分摇匀后再用,以免影响药效。

(6)正常结膜囊容量为0.02 mL,滴眼药每次一滴即够用,不宜太多,以免药液外溢。

(7)一般先右眼后左眼,以免用错药,如左眼病较轻,应先左后右,以免交叉感染。角膜有溃疡或眼部有外伤或眼球手术后,滴药后不可压迫眼球,也不可拉高上眼睑。

(8)数种药物同时用,前后两种药之间必须稍有间歇,不可同时滴入,如滴眼药水与涂眼膏同时用,应先滴药水,后涂眼膏。

(二)鼻滴药法

1.目的

治疗鼻部疾病或术前用药。

2.用物

治疗盘内按医嘱备滴鼻药水或药膏、无菌干棉球罐、弯盘。

3.操作方法

(1)备齐用物至患者处,说明情况,以取得合作。嘱患者先排出鼻腔内分泌物,或先行洗鼻。

(2)仰头位:适用于后组鼻窦炎或鼻炎患者。助患者仰卧,肩下垫枕头垂直后仰或将头垂直后仰悬于床缘,前鼻孔向上,手持一棉球以手指轻轻拉开鼻尖,使鼻孔扩张。一手持药液向鼻孔滴入,每侧2~3滴,将棉球轻轻塞于前鼻孔。

(3)侧头位:适用于前组鼻炎患者。卧向患侧,肩下垫枕,使头偏患侧并下垂,将药液滴入下方鼻孔处2~3滴,将棉球轻轻塞入前鼻孔。

4.注意事项

(1)滴药时,滴瓶或滴管应置于鼻孔上方,勿触及鼻孔,以免污染药液。

(2)为使药液分布均匀和到达鼻窦的窦口,滴药后可将头部略向两侧轻轻转动,保持仰卧或侧卧3~5分钟,然后捏鼻起立。

(三)耳滴药法

1.目的

(1)治疗中耳炎、外耳道炎或软化耵聍。

(2)麻醉或杀死耳内昆虫类异物。

2.用物

治疗盘内按医嘱备滴耳药、无菌干棉球罐、弯盘、小棉签。

3.操作方法

(1)备齐用物至患者处,说明情况,以取得合作。

(2)助患者侧卧,患耳向上或坐位偏向一侧肩部,使患耳向上。先用小棉签清洁耳道。

（3）手持棉球，然后轻提患者耳郭（成人向上方,小儿则向下方）以拉直外耳道。

（4）顺外耳道后壁缓缓滴入 3～5 滴药液，并轻提耳郭或在耳屏上加压，使气体排出，药液易流入。然后用棉球塞入外耳道口。

（5）滴药后保持原位片刻再起身，以免药液外流。

4.注意事项

（1）若是软化耵聍，每次滴药量可稍多些，以不溢出外耳道为度。滴药前也不必清洁耳道。每天滴 5～6 次,3 天后予以洗出或取出。并向患者说明滴药后耵聍软化，可能引起耳部发胀不适。若两侧均有耵聍，不宜两侧同时进行。

（2）若是昆虫类异物，滴药目的在于使之麻醉或窒息死亡便于取出，可滴乙醚（有鼓膜穿孔者忌用，因为可引起眩晕）或乙醇。也可用各种油类如 2％酚甘油、各种植物油、甘油等，使其翅或足粘着以限制活动，并因空气隔绝使之窒息死亡。滴后 2～3 分钟便可取出。

三、吸入给药法

（一）氧气雾化吸入法

氧气雾化吸入法是利用氧气或压缩空气的压力，使药液成雾状，使患者吸入呼吸道，以达到治疗目的。

1.目的

（1）治疗呼吸道感染，消除炎症和水肿。

（2）解除支气管痉挛。

（3）稀释痰液，帮助祛痰。

2.用物

（1）氧气雾化吸入器。

（2）氧气吸入装置一套（不用湿化瓶）或压缩空气机一套。

（3）药物根据病情而定。要求药液为水溶性、黏稠度低、对黏膜无刺激性、pH 呈中性、对患者无变态反应时方可作雾化吸入用。

3.氧气雾化吸入器的原理

雾化吸入器（图 1-5）为一特制的玻璃装置，共有 5 个口，球形管内盛药液，A 管口接上氧气或压缩空气，当手按住 B 管口时，迫使高速气流从 C 管口冲出，则 D 管口附近空气压力突然降低，形成负压，而球内药液面大气压强比 D 管口压强大。因此,球管内药液经 D 管被吸出上升至 D 管口时,又被 C 管口的急速气流吹散成为雾状微粒,从 E 管口冲出,被吸入患者呼吸道。

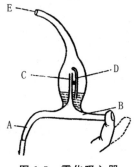

图 1-5　雾化吸入器

4.操作方法

(1)按医嘱抽取药液,并用生理盐水或蒸馏水稀释至 3～5 mL 后注入雾化器内。

(2)能起床的患者可在治疗室内进行。不能下床的患者工作人员则将用物携至患者处,核对无误后向患者解释,以取得合作。

(3)助患者取舒适卧位,半卧位或坐位,助患者漱口,以清洁口腔。

(4)将雾化器 A 管口与氧气胶管相连接,调节氧流量达 6～10 L/min,使药液喷成雾状,即可使用。

(5)助患者持雾化器,将喷气 E 管口放入口中,并嘱患者紧闭口唇,吸气时以手指按住 B 管口,呼气时松开 B 管口。如此反复进行,若患者感到疲劳,可松开手指,休息片刻再进行吸入,直到药液全部雾化为止。一般 10～15 分钟即可将 5 mL 药液雾化完。

(6)治疗结束,取下雾化器,关闭氧气管口,助患者漱口,询问患者有无需要,整理床单。

(7)清理用物,按要求消毒、清洁雾化器,待干后备用。

5.注意事项

(1)对初次治疗者,应教给其使用氧气雾化器的方法。嘱患者吸入时,应做深吸气,以使药液到达支气管;呼气时,须将手指离开 B 管口,以防药液丢失。

(2)氧气雾化器的药液必须浸没 D 管底部,否则药液不能喷出。

(3)氧气装置上的湿化瓶要取下,否则湿润的氧气将使雾化器的药液被稀释。

(二)超声波雾化吸入法

超声波雾化吸入是应用超声波声能,将药液变成细微的气雾,随患者的吸气而进入呼吸道及肺泡。超声波雾化的特点是雾量大小可以调节、雾滴小而均匀,直径在 5 μm 以下。药液随患者深而慢的呼吸可到达终末支气管及肺泡。

1.目的

(1)消炎、镇咳、祛痰。

(2)解除支气管痉挛,使气道通畅,从而改善通气功能。

(3)呼吸道烧伤或胸部手术者,可预防和控制呼吸道感染。

(4)配合人工呼吸器,湿化呼吸道或间歇雾化吸入药液。

(5)应用抗癌药物治疗肺癌。

2.用物

治疗车上放超声波雾化器一套,药液,蒸馏水。

3.超声波雾化的原理

超声波雾化器通电后超声波发生器输出高频电能,使水槽底部晶体换能器发生超声波声能,声能振动雾化罐底部的透声膜,作用于雾化罐内的液体,破坏了药液表面的张力和惯性,成为微细的雾粒,通过管道随患者吸气而进入呼吸道,吸入肺泡。

4.操作方法

(1)水槽内放冷蒸馏水。蒸馏水要浸没雾化罐底部的透声膜。

(2)按医嘱将 30～50 mL 药液放入雾化罐内,检查无漏水后,放入水槽内,将水槽盖盖紧。

(3)备齐用物携至患者处,核对无误后说明情况,以取得合作。

(4)接通电源,先开电源开关,指示灯亮,预热 3 分钟,定时 15～20 分钟再开雾化开关,指示灯亮,根据需要调节雾量(高档为 3 mL/min、中档为 2 mL/min、低档为 1 mL/min),一般用中档。

(5)患者吸气时,将面罩置于口鼻上,呼气时启开,或将口含嘴放口中,闭口做深吸气,呼气时张口。

(6)治疗毕,先关雾化开关,再关电源开关,否则电子管易损坏。若有定时装置则到"OFF"位雾化自动停止,这时要关上电源开关。助患者取舒适卧位,整理床单。

(7)放掉水槽内水,按要求消毒、清洗雾化罐、送风管、面罩或吸气管等,并擦干备用。

5.注意事项

(1)水槽内无水切勿开机,否则会烧毁机心。

(2)若需连续使用时,须间隔 30 分钟,并更换水槽内蒸馏水,保证水温不超过 50 ℃。

(3)水槽底部的压电晶体片和雾化罐的透声膜,质脆且薄易破损,操作中不可用力按压,操作结束只能用纱布轻轻吸水。

(4)每次用毕切断电源开关,雾量调节应旋至"0"位。

第五节 用药护理的注意事项

一、药物治疗的护理须知

护理人员应掌握药物的基本知识并不断更新药物学的知识,了解所用药物的药理作用和理化性质、用法、用量,掌握用药时间和用药注意事项,严格按医嘱给患者用药,注意观察患者用药后的反应,评估药物的疗效,及时发现与药物有关的病情变化和不良反应,指导患者合理用药,对治疗提出合理化建议,对不合理的处方有责任提出意见,守好安全用药的最后一道防线。

(1)护理人员到药房领取药物或使用药物前,必须用肉眼进行外观质量的一般检查,对变质、包装破损、标签不清楚、超过有效期限等不符合质量要求的药物,拒绝领取及使用。

1)对固体制剂的检查:主要指片剂、胶囊剂、散剂等,形态须完好无损,无潮解松软、结块或变硬、变色等;糖衣片的片面不应有色斑及粘连。

2)注射剂的检查:除混悬剂或特殊药品另有规定外,必须澄明、无变色及沉淀异物。粉针剂必须加入适当溶媒后溶解至澄明,如有不溶物应与药房联系,切勿擅自使用。安瓿与输液包装有破损及瓶口松动者,不应使用。

3)液体制剂的检查:不可用霉变、变色、出现絮状物或异味的制剂。

4)软性制剂的检查:外观质地须均匀、无变色、无霉变、无酸败及异味等;对栓剂应要求质地较硬,便于使用。

(2)在执行医嘱前,应了解患者的诊断和病情,明确医嘱的目的,掌握所用药物的药理作用、给药途径、剂量、用法和不良反应。若对医嘱有疑问,要向医师问清楚后方可执行,对不熟悉的药物,要查阅书籍,绝对不能盲目执行医嘱。

(3)在执行医嘱时,严格执行"三查七对"制度。"三查"即给药前查、给药中查、给药后查;"七对"即对床号、姓名、药名、规格、剂量、用法、用药时间。对药名相近、异名同音的药物及年老耳背的患者,发药时要呼唤患者的姓名,确认后再发给。

(4)在执行医嘱后,在患者用药期间,要严密观察药物的疗效和不良反应,主动询问和检查有关症状,做好记录,必要时报告医师处理。

(5)对易引起变态反应的药物,用前要仔细询问患者有无过敏史,除做过敏试验外,还要准备好急救药品。

(6)在病房发口服药或注射药物时,护士不能离开发药车,应把车推至病床旁发药或注射,保证发药车在视线之内。

(7)如在用药过程中发生差错,应立即报告医师和护士长,必要时报告临床药师,以便及时采取措施,防止进一步给患者造成危害。注意:此时护士不可慌张,在患者面前保持沉着冷静,以免加重患者心理负担。

(8)做好用药期间的心理护理,告诉患者有关药物治疗的知识,解除其对所用药物的疑虑,增强其坚持用药的信心和自我监护的能力。当患者提出疑问时,首先要表示重视,并立即查明原因,不论患者所提疑问对与错,都应向患者解释清楚后方能用药,以防发生差错。

(9)指导并教会患者合理用药是护士的职责,在整个药物治疗的过程中,护士要评估患者及家属对用药知识的掌握情况,因人而异地制订教育计划并逐步实施,使患者在住院期间和出院后能掌握所用药物的作用、用法、疗效评估、不良反应和注意事项等。如有的药物用后可能出现直立性低血压或眩晕反应,患者服后必须静卧一段时间,避免意外,尤其是老人所需知的注意事项,都应详细告诉患者或家属,以保证用药的安全有效。

二、常用给药途径的护理注意事项

不同给药方法对药物的吸收、分布、代谢和排泄都有很大的影响,可改变药物作用的性质和程度。因此,要根据药物的理化性质、药理作用、患者的情况和预期效果采取不同的给药途径,以期达到最好的治疗效果。

(一)给药的基本原则

1.药物的种类、领取与保管

(1)由于药物的制剂不同,生物利用度不同,药物作用的强度和速度也不同。

一般情况下,注射剂>溶解剂>散剂>颗粒剂>胶囊>片剂。

(2)药物的领取:病区应备有一定基数的常用药物,由专人负责保管,填写领药本,定期到药房领取,以补充消耗。剧毒药和麻醉药以及贵重药应凭医师处方领取。

(3)保管。

1)药柜的放置:药物储存于药柜内,放于清洁、通风、光线充足的地方,避免阳光直射,由专人管理。

2)药物的分类:药物按内服、注射、外用、剧毒、麻醉等不同分类放置,并按药物有效期的先后顺序排列,有计划地使用,以免失效。剧毒药、麻醉药要加锁保管,用后登记,并列入交班内容。

3)标签要明确:药品均有明显的标签,标签上注明药名、剂量、浓度等,字迹清晰;药物种类不同,标签的颜色也不同,内服药用蓝色边、外用药用红色边、剧毒药用黑色边。标签脱落或不清时应及时处理。

4)质量要保证:定期检查药物的质量和有效期,发现有变色、浑浊、异味、发霉等应立即停止使用,凡无标签或标签不清的不可使用。

5)保管要妥善:①遇热易破坏的药物需放入冰箱内冷藏。如青霉素皮试液、各种疫苗、免疫球蛋白、抗毒血清等。②遇光易变质和氧化的药物应装入有色瓶内或放在黑纸遮光的药盒内,置于暗处保存。如氨茶碱、维生素 C 等。③易挥发、风化或潮解的药物应密闭保存,用后应盖紧瓶盖。如干酵母、乙醇、过氧乙酸等。④易燃药物应单独存放,远离明火。如乙醇、乙醚等。⑤易过期的药物,应定期检查,按有效期时限的先后,有计划地使用,避免浪费。如各种抗生素、胰岛素等。⑥患者专用药应注明姓名、床号,单独存放。

(二)给药途径

给药途径的选择是根据药物的性质、剂型、机体对药物的吸收情况和用药目的不同而决定。常用的给药途径有:口服、舌下含化、吸入、外敷、直肠给药以及注射(皮内、皮下、静脉、动脉注射)等。除动静脉注射药液直接进入血液循环外,其他药物均有一个吸收过程,吸收顺序:吸入>舌下含化>直肠给药>肌内注射>皮下注射>口服>皮肤。

(三)药疗原则

药疗原则是一切用药的总则,在执行药疗工作时,必须严格遵守。

1.遵医嘱给药

在给药中,护士必须严格按照医嘱执行,不得擅自更改医嘱内容。同时护士对医嘱有监督作用,对于有疑问或错误的医嘱要及时找医师核对清楚,避免盲目执行。

2.严格执行查对制度

(1)三查:操作前、操作中、操作后查(查八对内容)。

(2)八对:姓名、床号、药名、剂量、浓度、时间、用法、药品有效期。

3.正确安全给药

(1)做到五准确:即时间准确、剂量准确、浓度准确、途径准确、患者准确。做到万无一失。同时防止药液的污染和药效降低。

(2)熟练的给药技术:熟练掌握不同途径、不同方法的给药技术,并与患者进行有效的沟通,给予相应的用药指导,提高患者正确的自我用药能力。

(3)按需要进行过敏试验:对易致过敏反应的药物,使用前应先了解过敏史,需要时做过敏试验,使用中加强观察。

4.密切观察反应

(1)观察用药后的疗效和不良反应　用药后及时观察药物疗效,对容易引起过敏反应及毒副作用等不良反应的药物,更应加强用药前的询问和用药后的观察,并做好记录。

(2)如发现给药错误,要及时报告、处理。

第二章

摆药室工作常规

第一节　摆药室管理制度

一、摆药室管理制度

(一)目的

制订药学部摆药室制度,确保摆药室工作的规范进行,提高患者用药的安全性、合理性。

(二)适用范围

适用于药学部摆药室的管理。

(三)责任者

摆药室工作人员。

(四)管理制度

(1)严格按医嘱用药单摆发药品。摆药前洗手消毒,操作中使用药匙,不得用手直接接触药片(丸)等。口服液体药品用定量药瓶分装.确保剂量准确。

(2)摆药室每周用紫外灯照射 2 次,对紫外灯的使用时间进行记录,每次 30 分钟。严格执行摆药用具的清洁消毒程序。

(3)及时、正确地对本岗位用药进行补充。补充药品时,其生产厂家、批号不同的待存药用完后再进行补充,避免药品混瓶.新补充药品应及时更换瓶上的批号标签。

(4)按规定保存药品,对药品定期进行养护,效期药品用旧存新。

（5）摆药结束后，药品按规定摆放原处，清洁环境。

（6）上岗期间衣帽整洁、举止端庄，语言文明，态度和蔼。做好交接班工作。

（7）摆药室摆药工作应由药学专业技术人员承担。

（五）制订依据

本制度依据《医疗机构药事管理规定》《医疗机构药品监督管理办法（试行）》等有关规范文件制订。

二、药品请领入库制度

（一）目的

建立药学部药房药品请领入库制度，保证药房药品请领入库的规范进行。

（二）适用范围

适用于药学部药房药品请领入库的管理。

（三）责任者

药房负责人或领药人员。

（四）管理制度

（1）药房设置储备库药品管理员，负责管理储备药品，其工作内容包括：向库房请领药品、各药房调拨药品和保管养护储备药品。

（2）药房储备的药品品种和数量应以保证临床需求，库存药品不积压为原则，同时应使药房的库存总额控制在1周消耗量之内。

（3）储备库药品管理员应于库房发药日的前1日，根据各药品现有储备量与安全库存量之差，确定请领药品的品种和数量。各药房调拨药品应按需要量调拨。

（4）储备库药品管理员可通过医院药品信息系统生成《药品请领单据》，打印请领药晶的品种和数量，注明日期并签字。将药品请领单据送到库房或通知库房接收药品请领单据。

（5）储备库药品管理员应于库房发药当日验收药品。验收时应对照请领单据复核如下项目：药品名称、规格、数量、有效期，包装情况等。发现与请领单据不符的或有质量问题的，应及时与库房保管员联系、核实。

（6）新药（含规格、生产商改变的药品）需注意库房包装单位和药房包装单位之间的转换。

（7）药房应将验收无误的药品及时摆放在药架上归位。

(8)临时缺货或其他原因需领的紧急药品。请领、验收工作可以随时进行。但必须履行正常手续。

(9)麻醉药品和精神药品的请领要核对批号,并由专人负责运输到药房。

(五)制订依据

本制度依据《医疗机构药事管理规定》《医疗机构药品监督管理办法(试行)》等有关规范文件制订。

三、药品拆零分装管理制度

(一)目的

制订药学部药品拆零分装管理制度,确保药学部药品拆零分装工作规范开展。

(二)适用范围

适用于药学部药品拆零分装的管理。

(三)责任者

药品拆零分装人员、药房负责人。

(四)管理制度

(1)由专人负责药品拆零工作,拆零人员必须每年参加健康体检,合格后方可从事拆零工作,做好拆零药品的登记工作。

(2)配备拆零工具药匙、药刀,拆零药袋、医用手套,随时保持拆零用工具的清洁、卫生。

(3)拆零前,对拆零药品须检查外观质量,凡发现质量可疑及外观性状不合格的药品不可拆零,交质量负责人处理。

(4)拆零后的药品集中存放在拆零专柜,不能与其他药品混放。

(5)药品拆零工作应在符合卫生条件的场所进行操作。

(6)拆零补充药品时,其生产厂家、批号不同,待存药用完后再进行拆零补充,避免药品混瓶。新补充药品应及时更换瓶上的标签,注明品名、批号、规格、有效期等。

(五)制订依据

本制度依据《医疗机构药事管理规定》《医疗机构药品监督管理办法(试行)》等有关规范文件制订。

四、药学部药品陈列管理制度

(一)目的

建立药品陈列管理制度,确保药品陈列工作的规范开展。

(二)适用范围

药品陈列的管理。

(三)责任者

药房及药库相关负责人。

(四)管理制度

(1)陈列药品的货柜、货架应保持清洁卫生。

(2)药品陈列前,应按批号顺序摆放,掌握"先进先出"的原则。

(3)药品与非药品,内服药与外用药分开存放:易串味的药品、中药材、中药饮片等与其他药品分开存放。

(4)药品应按用途、品种、剂型、规格分类摆放,分开陈列。同一大类药品尽量置于同一区域,药品标签要使用恰当。放置准确,字迹清晰。

(5)凡是质量有问题的药品,一律不得上架。

(6)上架药品按月进行质量检查(包括有效期等)并记录,发现质量问题及时下架。

(7)高危药品应有专位并有醒目的警示牌。

(8)药品陈列和储存时,品种与品种之间保持一定间距,防止混药。药品堆垛应留有一定距离。药品与墙、屋顶的间距不<30 cm,与空调。散热器、管道的间距不<30 cm,与地面的间距不<10 cm。

(9)根据药品性能特点,将药品分别储存于常温库、阴凉库、冷藏库或冰箱冷藏室中。

(10)拆零药品集中存放于拆零专柜,并记录原批号且旋紧瓶盖,标签对外,以备下次取用,直到瓶中剩余药品用完才可重新上架。

(11)包装和名称相似,颜色相似的药品要隔开摆放。

(12)特殊管理的药品应按照国家的有关规定存放。

(13)检查药品陈列环境和储存条件是否符合规定要求。应做好药品陈列环境温度、湿度的监测和管理。每天应定时对药品陈列环境温度、湿度进行记录上下午各1次。如温度、湿度超出规定范围,应及时采取调控措施,并予以记录。

检查中发现的问题应及时向质量负责人汇报并尽快处理。

(五)制订依据

本制度依据《医疗机构药事管理规定》《医疗机构药品监督管理办法(试行)》等有关规范文件制订。

五、药学部贵重药品管理制度

(一)目的

建立药学部贵重药品管理制度,规范贵重药品的管理。

(二)适用范围

适用于药学部贵重药品的管理。

(三)责任者

药学部各部门负责人。

(四)管理制度

(1)药学部根据在用药品使用情况制订贵重药品品种目录。

(2)贵重药品应按消耗量及时登记入账,做到账物相符。如有差错或丢失,应及时上报、查找原因。

(3)贵重药品如有自然破损,应按规定的报损制度执行,认真清点填写药品损溢单,由药学部主任签字方能上报财务,予以报损。

(4)调配贵重药品时操作应仔细小心,人为原因造成损失的按医院相关制度赔偿。

(5)贵重药品每月盘点1次,账物符合率须达99%以上,并认真填写盘点明细表,上报科室。

(五)制订依据

本制度依据《医疗机构药事管理规定》《医疗机构药品监督管理办法(试行)》等有关规范文件制订。

普通药品在正常的贮藏条件下多能较长期地保持其有效性,但是有些药品如抗生素、生物制品、生化制品、某些化学药品和放射性核素等,即使保存得很合理,符合贮藏条件,过了一定时期,有些效价降低,有些毒性增高,以致无法继续使用。为了充分保证药品的质量和用药的安全,根据其稳定性试验和实践对此类药品分别规定了有效期限。

六、药品有效期管理

毫无疑问,药品的有效期是与贮存条件密切相关的。因此,此类药品既要严格地按照指定的贮藏条件保管,又要在规定的效期内使用,两者不可缺一,是相辅相成的。如果忽视外界环境因素对药品的影响,不遵守规定的贮藏条件,那么即使未到失效期,药品却已变质或效价降低;反之,若能创造良好的贮藏条件,则虽超过了有效期,由于延缓了其失效速度,有时药效降低较小,尚有可能设法利用。因此,对此类药品必须采取有效的保管措施。

(一)药品有效期概念

药品的有效期是指药品在一定的贮藏条件下能保证其质量的期限。通常有效期应在直接包装药品的容器上或外包装上标明。

药品的有效期应根据药品的稳定性不同,通过稳定性实验研究和留样观察,合理制订。药品新产品的有效期可通过稳定性试验或加速试验先订出暂行期限,待留样观察、积累充分数据后再进行修订。

由于各地、各药厂的生产条件不同,产品质量不同,因而同一品种的有效期也不完全一致,所以药品有效期应以产品包装上的标示为准。随着生产条件的不断改善,药品质量不断提高,药品有效期也不断改变和延长。应当指出,药品的有效期限也是药品质量的一个指标,因此,凡《中华人民共和国药典》和卫健委规定的药品有效期,各地均应遵照执行。

(二)药品生产批号与有效期的关系

药品的批号是用来表示药品生产日期的一种编号,常以同一次投料、同一生产工艺所生产的产品作为一个批号。批号的标示法,卫生部曾有统一的规定,亦即批号内容包括日号和分号,标注时日号在前,分号在后,中间以短横线相连。

日号一律规定为 6 位数字,如 1993 年 4 月 1 日生产的日号为 930401;10 月15 日生产的为 931015。

分号的具体表示方法由生产单位根据生产的品种、投料、检验、包装、小组代号等自行确定。如 1993 年 8 月 19 日生产的第三批,即标为 930819-3。每一品种同天投料作为一日号;每投料一次作为一分号。可表解如下式。

$$
\begin{array}{ccc}
93 & 08 & 19\text{-}3 \\
年 & 月 & 日 \; \overbrace{}^{\text{分号}} \\
\end{array}
$$
$$\underline{\hspace{5cm}}$$
$$日号$$

药品的批号,对于药品保管和管理具有特殊的意义。①识别药品的新旧程度,掌握药品存放时间的长短。②推算药品的有效期限或失效日期。③代表一批药品的质量,药品的抽样检验、外观检查、合格与否的判定,均以批号为单位进行处理。

(三)药品有效期的标示法

卫药发〔1995〕第 77 号文件对药品有效期有如下规定:药品有效期的计算是从药品的生产日期(以生产批号为准)算起,药品标签应列有有效期的终止日期。有效期制剂的生产、应采用新原料。正常生产的药品,一般从原料厂调运到制剂厂,应不超过 6 个月,制剂的有效期一般不应超过原料药有效期的规定,少数特种制剂却有实验数据证明较原料药稳定者,可适当延长。但有效期的标示至今尚未完全标准化,为便于识别,兹将常见的标示法介绍如下。

(1)直接标明有效期为某年某月某日,即明确表明有效期的终止日期,这种标示很易辨认,国内多数生产厂家都采用此法。若标明有效期为某年某月,如有效期为 1996 年 10 月,即指该药可用到 1996 年 10 月 31 日。

(2)直接标明失效期为某年某月某日,如失效期为 1995 年 9 月 30 日,即表示此产品可用到 1995 年 9 月 29 日;若表明失效期为某年某月,如失效期为 1995 年 6 月,即该药可使用到 1995 年 5 月 31 日。

(3)只表明有效期年数,此种表示须根据批号推算,如批号:910514,有效期 3 年,指可使用到 1994 年 5 月 31 日。推算方法是从药品出厂日期或按出厂期批号的下一个月 1 日算起,即从 1991 年 6 月 1 日算起,如有效期 3 年,则到 1994 年 5 月 31 日止。

(4)进口产品失效期限的标示很不统一,各国有自己的习惯书写法。大致而论,欧洲国家是按日一月一年顺序排列的(如 8/5/71);美国产品是按月一日一年排列的(如 Nov.1,92);日本产品按年一月一日排列的(如 89-5)。在标明失效期的同时,一般尚注有制造日期,因此可以按制造日期来推算有效期为多长。例如,制造日期15/5/91,即表示 1991 年 5 月 15 日生产。失效日期 Five years from date of manufacture,表示由制造日起 5 年内使用,表示可用到 1996 年 5 月 14 日。

(四)有效期药品的管理要点

1.计划采购

在编制采购计划时,要调查研究,掌握有效期药品消耗数据,再根据当年的

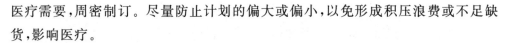

医疗需要,周密制订。尽量防止计划的偏大或偏小,以免形成积压浪费或不足缺货,影响医疗。

2.认真验收

入库验收时,大量的应分批号,按箱、按件清点;少量的则按盒、按支清点。逐批在单据上注明有效期或失效期,并应检查其外包装标志和小包装标签的内容(如品名、效价单位、规格、含量、批号、有效日期)是否一致。

3.账物建卡

有效期药品入库后,应建立相应的专账和专卡,注明批号、效期、存放地点等,便于定期进行账物的检查核对。库房已实行计算机管理的也应按上述内容输入计算机,以便核对。对效期长者至少每季检查一次,对效期短者或近效期者应逐月检查。到效期药品,应根据《药品管理法》第34条的规定执行:过期不得再使用。

4.存放有序

按照有效期的长短,分别排列存放,对效期作出明显的标志,并应严格按规定的贮存条件进行保管。

5.近效期先出,近效期先用

调拨有效期药品要加速运转。

第二节　中心摆药员工作

一、工作综述

负责中心药房中西药品处方的收方、划价、调剂、复核、发药,请领与补充药品,接收、处理病房退药,监督药品质量等工作。药品分装员参照此规定。

二、工作职责

(一)药品调剂

(1)遵照医师的长期医嘱进行常规摆药,并签字负责。

(2)遵照医师的临时医嘱进行临时摆药,并签字负责。

(3)摆药中发现错误、可疑和不明晰问题,及时与有关人员联系解决。

(4)在质、量、包装方面符合法规和规章制度的规定。

(5)对特殊药品、贵重药品及按规定实行特殊管理的药品在调剂、领用时要按相关规定及时登记、销账。

(二)药品管理

(1)按《调剂室药品保管、养护制度》的规定保管、养护药品。

(2)按《药学部药品效期管理制度》的规定管理药品。

(三)贵重药品管理

(1)保证贵重药品的保管、储存符合相关规定。

(2)对贵重药品进行定期养护,查看效期,保证用旧存新;保证药品外观质量合格,符合调剂要求。

(3)按规定抽查 A 类药品,如有差错及时反映并查找。

(四)药品请领、补充

(1)按《调剂室药品请领、入库管理制度》的规定,根据药品使用情况做好各类药品的请领计划,及时、正确地请领药品,并履行规定的手续。保证药品充足供应。

(2)及时、正确地对本岗位用药进行补充,满足调剂需要。

(五)负责本岗位计算机的正常使用、维护工作

(1)遵照 HIS 系统操作规定,使用相应程序。严禁非法、违规操作。

(2)定期对计算机进行清洁、养护。

(六)环境卫生

(1)保证本岗位台面、地面、药品瓶架整洁、干净,符合药品储存、保管的卫生标准。

(2)及时将药品的废弃包装材料及无关杂物清理至规定区域。

(七)参加本部门的药品清点工作

(1)按《药学部药品清点管理制度》的规定清点药品。

(2)按规定报告药品质量问题、账物不符问题。

(八)账务管理、统计工作量

按照药品报损制度报损。收集药品不良反应情况,填制《药品不良反应报告表》。

三、工作要求

(一)摆药技术要求

1.审核摆药单要求

(1)审查摆药单药品的用法、用量是否合理,处方药品有无配伍禁忌、妊娠禁忌,有无不利相互作用,是否符合特殊人群患者用药要求。

(2)不符合《医院处方管理制度》规定的处方应拒绝调剂。不符合规定的,必须经开方医师修改正确后,再行调剂。

2.摆药要求

(1)摆药中发现错误、可疑和不明晰问题,及时与有关人员联系解决后方可调配。

(2)调配时,已拆外包装的药品不要用手直接接触,应使用专用器具,小心操作以避免污染,分装容器应符合生产商要求标准或药典要求,并注明药品名称、剂型、规格、批号或有效期。

(3)摆药时,在保证药品外观质量和效期的前提下,做到用旧存新,杜绝浪费。

(4)特殊管理药品按有关规定调配,并登记销账。

(5)专门为个别患者请购的药品和贵重药品,与相关医师、护士联系后以最小包装为单位(盒或瓶)发出,由护士为患者单独摆药。

3.复核要求

协助护士核对药品,监督护士签字负责。未经复核的摆药不得发出。

4.发药要求

正确发放各病房的摆药,杜绝错发。

(二)药品请领、补充与养护要求

(1)按《调剂室药品请领、入库管理制度》的规定,根据药品使用情况,及时、正确地请领药品。注意药品消耗量,及时补充、请领药品方便摆药使用。

(2)遵照《调剂室药品保管、养护制度》做好本岗位的药品保管、储存,养护工作。

(3)做好药品批号管理工作,杜绝不同批号药品混瓶现象。

(4)补充药品应注意药品包装、生产商、规格、效期是否与现存药品一致。对上述各项不一致的,应暂停补充。待现存药品用完后,再行补充。禁止不同药品混放。

(5)接收请领药品注意核对药品名称、规格、数量、生产商、包装。遇有问题及时与储备库管理员联系解决。遇药品信息改变及时通知相关人员,避免调剂差错、医患纠纷。

(三)计算机使用、维护要求

(1)工作时保证计算机运行平稳,摆放、使用符合相应标准。

(2)定期清洁计算机显示器、键盘、鼠标、机箱灰尘,防止静电、磁扰。保证计算机使用安全。

(四)环境卫生要求

(1)每天定时打扫,清洁环境,保证台面、地面、药品瓶架整洁、干净。

(2)清洁摆药器具。

(3)摆药结束后,药车按规定位置摆放整齐。

(五)药品清点要求

(1)遵照《药学部药品清点管理制度》的相关规定,参加本部门药品清点。

(2)药品清点时,应仔细认真。避免错点、漏点。

(3)遇账物不符时,应再行复查。确属账物不符的,及时报告。并配合查找原因,妥善处理。纠正错误,填写报告。

四、工作背景

(1)在调剂室中与其他汤剂调剂员一起工作。

(2)享受基于工作量和工作质量的绩效奖金(正式员工)或津贴(非正式员工)。

(3)大部分工作需在一个流程下与他人共同完成。

(4)在室内,使用简单工具工作。

(5)工作单调、重复性强。

五、任职资格

(一)技术资格

(1)药学(中药学)专业中专以上学历,药士以上职称专业技术人员。其中复核人员应为药学(中药学)专业中专以上学历,药师以上职称的专业技术人员。

(2)应掌握药学(中药学)基础理论,熟练掌握常用药物的基本药理与临床应用知识。

(3)应熟练掌握药品商品知识、调剂知识,熟悉本专业业务,熟悉配伍禁忌和药物相互作用。

(4)能正确使用计算机。

(二)培训经历

(1)应接受过药学(中药学)基础理论、常用药物的基本药理与临床应用知识的培训,考核合格。

(2)应接受过调剂知识、本专业业务等内容的培训,考核合格。

(3)应接受过与调剂工作有关的规章制度的培训,了解制度制定的必要性和意义,熟悉各种工作程序,明确本岗位工作内容和要求,清楚工作标准和考核标准。

(4)应接受过服务培训,了解、认同医院和药学部的服务理念、服务规范。

(三)健康标准

(1)无传染病、精神病和可能影响调剂工作的皮肤病。

(2)身体健康,能长时间站立或伏案工作,无可能影响调剂工作的骨科疾病,辨色力正常。

(四)心理标准

(1)心理健康,能适应长时间、高强度、重复性的工作。

(2)有团队工作的愿望,愿意协作和帮助他人。

六、病房药房口服摆药工作流程

见图2-1。

(1)接到病房护士摆药通知后,进入医院 HIS 系统中的医嘱摆药子系统,系统默认2日摆药(不用更改时间),按病房摆药单打印程序选定全部患者、全部医嘱按医嘱形式以"口服类药品"进行记账打印。无特殊情况,中午12点半开始,可以打印全部病房的医嘱单,并进行摆药。下午接班前,统一打印2次全部病房的统领单。

(2)已记账医嘱信息通过 YUYAMA 微机接收网关和分包监测。YUYAMA 全自动药品分包机将药品自动分包。

(3)当 DTA SET 指示灯亮,提示医嘱中有需半自动加药的药品。查看 DTA 投药单,点击 OPEN/CLOSE 打开 DTA 托盘,将药品投放到相应编号的药格中,核对无误后,继续下一个 DTA 操作,直到完成一个病房的 DTA 加药后,按 DTA SET 键,DTA 托盘关闭,摆药机开始自动摆药,自动切纸结束。

（4）口服摆药室工作人员对分包机包好的药品按照每一个患者的每一条医嘱药品进行逐一核对，核对药品名称、外观质量、规格、剂量、频次、执行时间、数量等。核对无误后放予相应的写有病房号的位置上。

备注：①熟悉并掌握药物的性质、药理作用、用法、用量及配伍禁忌。当摆药过程中发现问题时，及时向周围同事请教或查阅有关药物手册及药品说明书。②必要时与医师和护士联系，若有超剂量使用或其他问题但医师坚持使用时，请医师在医嘱单上签字。

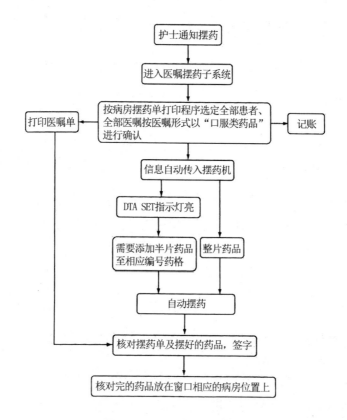

图 2-1 口服摆药工作流程

七、人工审核

计算机自动生成的摆药单需要人工审核。人工审核除了审查用药的医疗合理性外，还要对计算出的数量进行审查，看是否有计算错误。另外，对以下几种情况需要人工干预。一是不能自动计算的药品。原因包括：医嘱药名不规范，指定的药品没有库存，医嘱的频次信息不能自动处理（如 1/周）等。对药名不规范的情况需要手工录入替代的规范名称,对不能自动计算数量的情况需要手工指定数量。第二种情况是计算出的数量与实际情况不符。比如:儿童用药每次半片或 1/4 片,计算机不能确定其实际消耗数量。某些情况下可能消耗 1 片,而某些情况下可能只消耗指定数量。再比如外用药,滴鼻、滴眼药等,其剂量难以准确计算,这些都需要手工纠正或录入实际消耗数量。

八、多日摆药

一般情况下,中心摆药只摆出患者 1 天的用药。但某些情况下,如节假日期间,也可能一次摆出 2 天或更多的用药量。摆药程序应对此提供支持,药师在摆药时可以指定摆药的日期区间。

九、退药

由于摆药时根据当前的长期医嘱提前摆出 1 天或几天的用药,在实际用药时,某些医嘱可能已经停止,对应的药品就不再使用了。当执行多日摆药时这一问题就更为突出。这一部分多摆的药已经作了出库处理并已对患者计费,如果对此情况不作处理,不仅影响药品的流通控制,也对患者收费造成了影响。处理的方法是将这部分多摆出的药退回,加入库存,冲减患者费用。实际执行中,可能存在部分已摆口服药只能作废,不能归还入库的情况。对这部分药品只能冲减患者费用而不加入库存。摆药程序可以根据已经停止的医嘱自动计算出需要退回的药品数量,用户可以选择是否加入库存以确定是否作为药品损耗,经过确认后完成退药处理。

十、口服药与针剂摆药问题

由于针剂及大输液的剂型特点,多数医院摆药只将口服药摆到个人,而对针剂采用按医嘱按病房汇总,集中发放给病房的方法。摆药程序可以提供逐个按患者排列的摆药单,也可以提供按药品品种汇总排列的领药清单。在摆药时,可以根据药品剂型或者给药途径进行配置选择,如只摆口服药或只摆注射用药。这样就可以较好地解决上述口服药与针剂药分别处理的问题。

十一、管理问题

摆药室与住院药房的库存关系。在实际运行中,摆药室可以与住院药房作为同一个库存单位,由摆药室负责对患者摆药而由住院药房负责处方和其他批量出库。也可以将摆药室与住院药房作为两个库存单位管理,由住院药房批量出库到摆药,再由摆药室出库到患者或病房。住院药房只有批量出库,摆药室只有零星出库。对于大型医院,后一种模式可能更有利于简化住院药房的库存管理,将相对烦琐的库存管理集中到摆药中心。

临时医嘱摆药问题。摆药既可以针对长期医嘱,也可以针对临时医嘱。从严格药品管理角度,将所有药品集中管理是有益的。但是,对临时医嘱集中摆药往往造成医疗工作上的不便。如何解决这一问题?方法之一是在病区保留小药柜,常备一些临时使用的药品,临时医嘱就不必通过中心摆药。对病区药柜则需要进行基数控制。

第三节　摆药室护士工作礼仪

一、摆药室护士职业礼仪规范

我国是礼仪之邦,"礼"的含义是尊重,孔子云:"礼者,敬人也",礼仪是一种待人接物的行为规范,也是交往的艺术。它是人们在社会交往中由于受历史传统、风俗习惯、宗教信仰、时代潮流等因素影响而形成,既为人们所认同,又为人们所遵守,是以建立和谐关系为目的的各种符合交往要求的行为准则与规范的总和。护士待人接物的行为举止是内心世界的外在表现,也是向患者传递交流信息的方式,掌握良好的职业礼仪是每个医院护士踏上工作岗位的必修课。

护士职业礼仪是护士在从事公务活动,履行护士职责时,所必须遵守的礼仪规范,它有助于规范护士执业行为、有助于塑造护士的个人形象、有助于提升组织形象、有助于传播沟通信息。

(一)护士职业礼仪的原则

在各种公务活动中,护士在运用礼仪和发挥礼仪的作用时,应注意以下基本原则。

1.真实、真诚原则

护士从事职业活动的内容是事物,但对象却是人,所以,努力创造和谐的人际关系应是职业礼仪的第一要旨。护士在工作中对人应真心实意,对事要实事求是,不说谎,不欺人,相信他人,尊重他人。

2.讲求信用原则

人际交往重视信用,职业活动更要讲信誉。应努力做到"言必信、行必果",说话算数,说到做到。向别人许下的诺言如实兑现,这样就能赢得别人的信任,获得他人的帮助。对于会议、会谈等活动,决不能拖延迟到,迟到不仅失礼,更会影响办事效果。与人签订的协议、合同要严格遵守,君子一言,驷马难追。信誉是组织的生命,每一位护士在工作活动中都应为树立组织良好的信誉而努力。

3.公平对等原则

"礼尚往来",以礼相待是礼仪的核心内容,投之以桃,报之以李。社会交往中每个人都希望得到尊重,体现自我价值。如果有亲有疏,表现出傲慢、冷漠,或曲意逢迎,都会被视为不礼貌。应公平大方,不卑不亢,主动友好,热情又有所节制。公平对等原则是指尊重交往对象,对任何交往对象都必须一视同仁,给予同等程度的礼遇。不允许因为交往对象彼此之间在地位、财富及与自己的关系亲疏远近等方面有所不同,就厚此薄彼,区别对待,给予不同待遇。这便是社交礼仪中平等原则的基本要求。

4.和谐适度原则

有人说:"礼仪可使人们接近,礼仪也可使人们疏远。"陌生人初次见面,礼仪可以表现为有教养,展示气质与人格魅力。可是不分场合、亲疏,乱用礼仪,过于讲究,过于造作,反而显得不真诚,不实在,令人难以相处,甚至会弄巧成拙。和谐适度的原则是要求使用礼仪一定要具体情况具体分析,因人、因事、因时、因地恰当处理。做到把握分寸,认真得体,不卑不亢,热情大方,有理、有利、有节,避免过犹不及。分寸感是礼仪实践的最高技巧,运用礼仪时,假如做得过了头,或者做得不到位,都不能正确地表达自己的自律、敬人之意。因此一定要做到和谐适度。

5.宽容自律原则

宽容自律的原则是要求人们在交际活动中运用礼仪时,既要严于律己,更要宽以待人。要多容忍他人,多体谅他人,多理解他人,学会为他人着想,善解人意。豁达大度、容纳意识和自控能力是护士应具备的基本素质。只有能理解人,才能做到宽宏大量。千万不要求全责备,斤斤计较,咄咄逼人。在与他人交往中,要容许其他人有个人行动和独立进行自我判断的自由。对不同于己、不同于众的行为要耐心容忍,不必要求其他人处处效法自己,与自己完全保持一致,宽容也是尊重对方的一个主要表现。自律是对待个人的要求,是礼仪的基础和出发点。最重要的就是要自我要求、自我约束、自我控制、自我对照、自我反省、自我检点,这就是所谓自律的原则。

6.尊重习俗与风俗禁忌原则

俗话说"十里不同风、八里不同俗""到什么山唱什么歌",说明尊重各地不同风俗与禁忌的重要性。尊重习俗原则与风俗禁忌是指每个民族地区都可能有自己独特的风俗禁忌,我们应当理解并尊重,不违反这些风俗禁忌。对于来自不同地区的患者,护士首先应做到了解他们的风俗和禁忌,然后才能有的放矢地与患者和家属进行沟通与开展药学服务。

(二)护士仪表礼仪

仪表包括人的形体、容貌、健康状况、姿态、举止、服饰、风度等方面,是人举止风度的外在体现和人精神面貌的外观表现,在人际交往的最初阶段,往往最能引起对方注意的就是一个人的仪表。医院护士从事的是"以患者为中心"的服务,其仪表礼仪是个人形象的重要组成部分,体现了护士的个人修养、精神风貌、工作态度,会直接影响护士与患者之间的沟通与交往。愉快亲切的表情、真挚诚恳的眼神能给患者留下美好的印象,增加患者的信任。

1.仪容礼仪

仪容通常是指人的外观、外貌。良好的仪容仪表是仪容的内在美、仪容的自然美和仪容的修饰美三者结合的结果,它有助于医院护士建立职业自信,规范职业行为。仪容修饰的具体要求:①头发清洁,梳理整齐;发型简约、庄重;若染发,则颜色应尽量与黑色接近,反差不要过大;男性不留长发、不理光头,女性若为短发则前不遮眉、后不过肩、侧不掩耳,若为长发则在工作时应束于脑后。②面部修饰应遵循清洁、美观、自然的原则,可化淡妆。③手与指甲,医院护士调配药品等工作离不开手臂的劳动,与患者交流时也常需借助手部的肢体语言,应保持手的健康美观,注意手的保养。指甲应清洁无污垢,工作场合切忌留长指甲、涂指甲油。

2.服饰礼仪

医院护士作为医务人员,其服饰应遵循所在单位的统一的要求和限制。医院护士在岗工作时应衣帽整洁,衣扣齐全,不敞衣露怀,白大衣袖口不外露内衣,女同志裙长不超过白大衣,不穿艳色裤袜,男同志夏季不穿短裤。医疗工作时间不穿拖鞋(特殊情况除外)、高跟鞋、响底鞋。上岗时要佩戴胸卡,胸卡戴在左上胸,不能翻戴或插在衣兜里。离开工作岗位后,不穿岗位服装去食堂就餐、外出办事、逛商店等。

3.举止行为礼仪

举止行为的礼仪规范通常涉及站、立、坐、行等方面。

(1)站立时身体端正、双臂及手自然下垂或交叉体前。男性双脚与肩并宽,女性双脚略呈"V"字形,双足跟并拢。切不可双手插兜、倚墙、靠桌、靠患者床等,不可背手、抱肩、叉腰、弯腰。

(2)坐的姿态要端正,双手自然平放在膝盖或双手自然平放在桌面上,面向对方。入座离座的动作要从容和缓,要顺手整理衣裙。坐时不可坐在扶手上,不可将腿脚放在桌椅上、半躺半坐、摇腿跷脚、双腿叉开,给人以放肆无修养之感。

(3)走路时要做到脚步轻声,不要摇晃身体,双臂自然前后摆动。多人行走时要两两并行,切忌勾肩搭背、边走边吃、嬉笑喧哗。无论在路上还是在走廊里一律靠右侧行走。

(4)乘坐电梯时,上梯要主动让他人先上,下梯要主动让他人先下;上下楼梯时,上梯时要让他人先行,下梯时要自己先行。

(5)取放物品及开关门窗动作要轻,下蹲拾取低处物品时,腿要前后错开,上体保持正直,将物品拾起。

(6)工作中使用手势要简洁、明确。在指引方向、介绍情况、请让时,手臂要伸直,手指自然并拢,手掌朝上,指向目标,同时身体要微微前倾。

(7)不要在他人面前有不文明的举动,如掏鼻孔、挖耳朵眼、挠搔头皮、抓痒、打哈欠、伸懒腰等,不要用手指点或拍打他人。咳嗽、打哈欠时要用手遮挡。不能打响指、吹口哨。

二、护士与不同交往对象之间的礼仪

(一)护士和患者之间的礼仪

"以患者为中心"的服务提倡的是以护士为主导的和患者之间的互动过程、信息交流过程。而护士在为患者服务中的礼仪是指护士需要遵守的一些规矩,是其在工作岗位上,通过言谈、举止和行为等,对患者表示尊重和友好的行为规范与惯例。这种礼仪要求我们要给患者提供文明服务、礼貌服务、热情服务、人性化服务和特色服务。服务中言语和行为要文明,要有问候语、请求语、感谢语、抱歉语及道别语;要注意做到来有迎声、问有答声、走有送声;还要热情服务,服务中要做到眼到、口到和意到;根据患者的个人特点和要求不同,还应提供人性化服务和特色服务。微笑服务始终是最好的、最有效的服务,因为微笑是人们交流中唯一最有用的形式,微笑意味着理解和友善,是社会和谐的音符,是人际关系的润滑剂,微笑是医务人员给患者的第一良方。医疗服务一定要以患者为中心,医务人员应该具有的思想境界是感恩为体、服务为本、礼仪为先。服务强调心态和细节,因为心态决定一切,教养体现于细节,细节等于素质,细节决定成败。同时,护士还应有正确的服务意识和良好的服务理念,要摆正位置、端正态度和讲究服务艺术与技巧。现代服务的基本理论——"白金法则"告诉我们,在人际交往中,尤其是服务岗位上,一定要做到交往对象需要什么,我们就要在合法的条件下满足他什么! 做到了以上的服务及服务礼仪,护士与患者(包括家属)的沟通就不难了。通过沟通,医患双方能够充分、有效地表达对医疗活动的理解、意愿和要求。所以说,服务礼仪是医患沟通的重要环节。

俗话说"良言一句三冬暖,恶语伤人六月寒",医院护士在为患者服务时要尽量使用善意的话语,可使患者对护士服务的满意度大大提升。以下列举医院药方护士常用的规范化服务用语。

(1)请您到收款处交款后再回来取药。

(2)请您听好药品的使用方法,看清楚药袋上的说明。

(3)×××同志,您需要的药品现在暂时缺货,请您转告医师,调换一种同类药品或改日再来,这是我们的电话,请您来之前先打电话联系。

(4)对不起,这个处方剂量有误,请您找医师更改后再来取药。

(5)这是西药窗口,请您到中药窗口取药。

(6)×××同志,药已配齐,请您拿好。

(二)护士和同事之间的礼仪

与同事相处得如何,直接关系到自己的工作、事业的进步与发展。如果同事之间关系融洽、和谐,人们就会感到心情愉快,有利于工作的顺利进行,从而促进事业的发展;反之,同事关系紧张,相互拆台,经常发生摩擦,就会影响正常的工作和生活,阻碍事业的正常发展。作为一名刚踏上工作岗位的医院护士,处理好同事关系,在礼仪方面应注意做到:①尊重领导;②团结同事;③关心他人;④物质上的往来应一清二楚;⑤不在背后议论同事的隐私;⑥对自己的失误或同事间的误会应主动道歉说明。

三、与护士职业相关的常见公务礼仪

医院护士既是在一线为患者提供药学服务的专业技术人员,也是职场中的一员,必须掌握一些重要的公务礼仪以适应社会和职业发展要求。

(一)办公室礼仪

与其他同事共用一间办公室,要特别注意环境礼仪:个人办公区要保持办公桌位清洁,非办公用品不外露,桌面码放整齐。当有事离开自己的办公座位时,应将座椅推回办公桌内。不在公共办公区吸烟、扎堆聊天、大声喧哗;节约水电;不在办公家具和公共设施上乱写、乱画、乱贴;保持卫生间清洁;下班离开办公室前应该关闭所用机器的电源,将台面的物品归位,锁好贵重物品和重要文件。在办公室里与同事们的相处也有一定的礼仪要求:和同事真诚合作;乐于助人;宽以待人;如果工作中出现需要和同事竞争的情况,一定要诚实公平竞争。

(二)会议场所礼仪

会议通常是指将特定范围的人员召集在一起,对某些专门问题进行研究、讨论,有时还需作出决定的一种社会活动的形式。随着医院药学工作的发展,护士参加各种会议的机会日益增多,甚至会有机会参与组织会议。如果作为会议的参加者,应衣着整洁,仪表大方,准时入场,进出有序,依会议安排落座,开会时应认真听讲,不要私下小声说话或交头接耳,发言人发言结束时应鼓掌致意,中途退场应轻手轻脚,不影响他人。如果作为会议的发言者,会议发言有正式发言和自由发言两种。正式发言者应衣冠整齐,走上主席台应步态自然,刚劲有力,体现一种成竹在胸、自信自强的风度与气质。发言时应口齿清晰,讲究逻辑,简明扼要。如果是书面发言,要时常抬头扫视一下会场,不能低头读稿,旁若无人。发言完毕,应对听众的倾听表示谢意。自由发言则较随意,但要注意,发言应讲究顺序和秩序,不能争抢发言;发言应简短,观点应明确;与他人有分歧,应以理服人,态度平和,听从主持人的指挥,不能只顾自己。如果有会议参加者对发言人提问,应礼貌作答,对不能回答的问题,应机智而礼貌地说明理由,对提问人的批评和意见应认真听取,即使提问者的批评是错误的,也不应失态。

(三)电话礼仪

电话是现代社会特有的便利通讯工具,在日常生活中,我们通过电话能粗略判断对方的人品、性格。因此,作为一个医院护士,掌握正确的、礼貌待人的打电话方法是非常必要的。无论是打电话还是接电话,我们都应做到语调热情、大方自然、声量适中、表达清楚、简明扼要、文明礼貌。

1.接电话的礼仪

接听电话不可太随便,得讲究必要的礼仪和一定的技巧,以免横生误会。首先要做到及时接电话,一般来说,在办公室里,电话铃响 3 遍之前就应接听,6 遍后就应道歉:"对不起,让你久等了。"如果受话人正在做一件要紧的事情不能及时接听,代接的人应妥为解释。如果既不及时接电话,又不道歉,甚至极不耐烦,就是极不礼貌的行为。尽快接听电话会给对方留下好印象,让对方觉得自己被看重。其次要确认对方,对方打来电话,一般会自己主动介绍。如果没有介绍或者你没有听清楚,就应该主动问:"请问您是哪位? 我能为您做什么? 您找哪位?"

2.打电话的礼仪

打电话要选好时间。如非重要事情,尽量避开受话人休息、用餐的时间,而且最好别在节假日打扰对方。要掌握通话时间,打电话前,最好先想好要讲的内容,以便节约通话时间,不要现想现说,通常1次通话不应长于3分钟,即所谓的"3分钟原则"。要态度友好,通话时不要大喊大叫,声音震耳欲聋。要用语规范,通话之初,应先做自我介绍,不要让对方"猜一猜"。请受话人找人或代转时,应说"劳驾"或"麻烦您",不要认为这是理所应当的。

(四)名片礼仪

1.递交名片的礼仪

名片一般由本人当面递交,递交时,应郑重其事,最好是起身站立,双手持名片两端,将名片正面面对对方,上身呈15°鞠躬状,将名片交给对方。不可用左手递交名片,不可将名片举得高于胸部,不可以手指提夹着名片给人。将名片递给他人时,口头上最好有所表示,可以说"请多指教""以后保持联系""我们认识一下吧"。

2.接受名片的礼仪

当他人表示要递名片给自己或交换名片时,应立即停止手中所做的一切事情,起身站立,面含微笑,目视对方。接受名片时,应双手捧接,或以右手接过,切勿单用左手接过。接过名片后从头至尾认真看一遍,若有疑问,则可当场向对方请教,此举意在表示重视对方。若接过名片后看也不看,拿在手里折叠,或弃之桌上,或装入衣袋,都算失礼。接过他人名片时,应口头道谢,或重复对方使用的谦词敬语,如"认识您很高兴,以后我会多向您请教"。

3.索取名片的礼仪

如果没有必要,最好不要强索他人的名片。需要索取时,可采用下列方法:一是主动递上自己的名片,此所谓"欲将取之,必先与之"。二是询问对方:"今后如何向您请教?"此法适用于向尊长者索要名片;三是询问对方:"以后怎样与您联系?"此法适用于向平辈或晚辈索要名片。

(五)信函邮件礼仪

医院护士在日常工作中常需要借助公务信函向特定对象传递信息,交流思想,如果掌握不好公务信函的礼仪不但可能耽误工作还会影响个人和集体的形象。

1.公务信函的形式要求

公务信函的内容一般由称谓、正文、敬语、落款和时间四部分构成。称谓是指寄信人对收信人的称呼，一般要单独顶格书写，包括收信人的姓名和职务，如果是熟悉的客户，可以直接使用大家常用的称呼。如果收信人有多个职务，要根据书信重点内容选择合适的称谓。正文一般用简短的问候语作为开始，用得最多的是"您好!"，格式要求另起一行，空两格写，单独成行。正文中一个问题或一件事情都应单列一段，条理清晰，语言简洁有针对性，段落之间可以空一行。正文最后应表明希望、意愿或再联系等，要求简短自然。敬语是向对方表示祝愿、敬意或问候的话。在商务信函中，一般使用"顺颂商祺""祝工作顺利"等敬语，格式要求另起一行，空两格或顶格写。公务信函的最后要写上发信人的姓名、单位和写信日期。公务信函的署名要署全名，署名要写在敬语后另起一行靠右边的位置，姓名、单位和日期要各占一行。如果是第一次通信要在信尾详细、准确地写上自己的地址、联系电话，以便对方回信或回电。

2.公务信函的内容要求

公务信函写作并不要求使用华丽优美的词句。所有你需要做的就是用简单朴实的语言，准确地表达自己的意思，让对方可以非常清楚地了解你想说什么。

总之，护士在工作和生活中，对患者的关切、与同事的和谐相处、适宜而专业的谈吐、耐心细致认真的态度、清晰的字迹和端庄的仪表等，点点滴滴都会呈现护士的素质，让我们的服务对象对护士的职业地位产生认同感，从而更有利于我们开展工作。

第四节　药品贮藏与养护

药品应按其不同性质及剂型特点在适宜的条件下贮藏。如果贮藏条件不适当，往往会使药品变质失效，甚至产生有毒物质，不仅造成医疗资源的浪费，更严重的是可能危害患者的生命健康。药学专业技术人员必须了解各类药品制剂的理化性质及外界各种因素对药品制剂可能产生的不良影响，严格按照药品说明书规定的贮藏条件和要求，对药品进行养护。

一、药品贮藏条件的基本概念

避光：指用不透光的容器包装，如棕色容器或黑纸包裹的无色透明、半透明容器。

密闭:指将容器密闭,以防止尘土及异物进入。

密封:指将容器密封以防止风化、吸潮、挥发或异物进入。

熔封或严封:指将容器熔封或者用适宜的材料严封,以防止空气与水分的侵入并防止污染。

凉暗处:指避光且温度不超过 20 ℃处。

阴凉处:指温度不超过 20 ℃处。

冷处:指温度为 2~10 ℃处。

常温:指温度为 10~30 ℃。

二、药品贮藏设施的要求

根据卫生部 2011 年 12 月发布的《三级综合医院评审标准实施细则(2011 年版)》的要求,医疗机构贮藏药品的场所即药库(不含中药饮片库)面积应符合标准和有关规定。病床 500~1 000 张,门诊量 1 000~2 000 人次/天,面积 300~400 m²。病床 1 000 张以上,每增加 150 张床位或者门诊量每增加 2 000 人次/天,药库面积递增 30 m²。

药库与药品存放区域应远离污染区,保持仓库的清洁卫生,采取相应的措施,防止药品受潮霉变、虫蛀、鼠咬等。

注意药库的避光措施,可以采用质地厚实的黑色避光窗帘,避免药品因受光照而变质。药库的相对湿度应该保持在 45%~75%。每天上、下午各一次定时对温、湿度进行记录,如超出范围,应及时采取调控措施,并予以记录。

药品不得直接与地面接触,药品堆垛与地面的间距不<10 cm。药品堆垛应注意垛与垛之间、垛与墙之间、供暖管道与药品之间要留有一定的间距;垛与墙壁、屋顶、供暖管道的间距不<30 cm。靠墙摆放的货架,其靠墙侧面应装有隔离板面。

药品仓库应实行"色标管理",待验药品区、退货药品区——黄色;合格药品区、零货称取区、待发药品区——绿色;不合格药品区——红色。对于西药、中成药与中药材要分区存放。严禁药品库区存放非药用物品,严禁药品库区与办公区、生活区混淆使用。库房内不得出现管理人员无法到达或不能实施有效控制的管理死角。

为保证药品安全,药品仓库不允许非工作人员随便出入。应安装防盗、监控报警装置,仓库内应配备有效的消防器材,严禁烟火。

三、药品贮藏的要点与细节

药品贮藏养护时,通常按照药品的剂型类别(如口服剂型、注射剂型、外用剂型等),采取同类药品集中存放保管的方法。药品的养护要按照药品说明书"贮藏"项下规定的条件,将药品分别贮藏在冷库、阴凉库或常温库内。

药品堆垛要放置平稳、整齐、不能倒置。对于过重药品、药品包装不坚固及有堆垛要求的药品,不宜堆垛过高,以防下层受压变形。不同品种或相同品种不同批号的药品不宜混垛。为防止混药,外包装相似、易混淆的药品应该分开一定的距离堆放,可采取有效的分隔、识别措施。堆垛好的药品,其包装箱的品名、批号等内容应该易于观察和识别。

(一)易受光线影响而变质的药品贮藏

易受光线影响而变质的药品,需要避光保存,应放在阴凉干燥、阳光不易直接照射到的地方。库房门、窗可悬挂遮光用的黑色遮光窗帘,以防阳光照射。生物制品(肝素、抑肽酶注射剂)、维生素类(维生素 C、维生素 K 注射剂)等,可采用棕色瓶或用黑色纸包裹的玻璃器皿包装,以防止紫外线的透入。

(二)易受湿度影响而变质的药品贮藏

对易吸湿或易挥发的药品,应密封,置于阴凉干燥处。要严格控制药品库区内的湿度,以保持相对湿度在 45%～75% 为宜。可设置除湿机、排风扇或通风器,辅用吸湿剂如石灰、木炭等。尤其在梅雨季节,更要采取有效的防霉措施。除以上防潮措施外,药品库区应根据天气情况,分别采取下列措施,在晴朗干燥的天气,可打开门窗,加强自然通风;在雾天、雨天或室外湿度高于室内时,应紧闭门窗,以防室外潮湿空气侵入。

(三)易受温度影响而变质的药品贮藏

一般情况下,大多数药品要求贮藏温度为 2～30 ℃。在药品允许的贮藏温度范围内,温度越低,越有利于保证药品质量的稳定。对热不稳定的药品,可根据其性质要求,分别存放于"阴凉处""凉暗处""冷处"。挥发性大的药品,在温度高时容器内压力大,不应剧烈震动,开启前应充分降温,以免药液喷溅伤及使用人员。

(四)中成药的药品贮藏

煎膏剂由于其内含有大量糖类、蛋白质等物质,因此贮藏不当很容易发生霉变、酸败。此类中成药一般应密闭、贮藏于阴凉干燥处,如枇杷膏、益母草膏等。

散剂由于药物表面积较大,吸湿性较强。受潮后会发生变色、结块、药效降低及微生物滋生等现象,如冰硼散、痱子粉等中成药,所以防潮是保证散剂质量的重要措施。

冲剂及颗粒剂在潮湿环境中极易潮解、结块,如苦甘冲剂、银翘解毒颗粒等中成药贮藏时应避免受潮。

(五)中药材的药品贮藏

中药材种类繁多,性质各不相同,有的易吸湿,有的易挥发等,应根据其特性分类保管。如保管不当将会发生霉变、虫蛀、变色等现象而影响其质量,甚至完全失效。中药材变质的原因,除空气、湿度、日光和温度等因素的影响外,还会受到昆虫和微生物的侵蚀。为使中药材的外部形态和有效成分在贮藏期间尽量保持稳定,必须掌握各种中药材的特性,采取合理的措施,尤其以防止霉变及虫蛀最为重要。

(1)中药材防霉,主要应严格控制水分和贮藏场所的温度、湿度,避免日光和空气的影响,使真菌不易生长繁殖。易发霉的中药材应选择阴凉、干燥、通风的库房,可以使用吸湿剂,也可以铺放生石灰、炉灰、木炭或干锯末等防潮剂,保证库区湿度符合要求,使药材保持干燥,防止霉变。

(2)中药材防虫蛀,在中药材入库前,应将库房彻底清理,以杜绝虫源,必要时在中药材入库前,可用适量的杀虫剂对四壁、地板、垫木及所有缝隙进行喷洒。对入库的中药材要进行严格的检验,防止已被虫蛀的中药材入库,保证药品质量。

(3)中药材防鼠,主要是因为有些中药材含有糖、淀粉、脂肪等有机物质,极易遭受鼠害。因此,中药库必须有防鼠设备,可使用粘鼠板或捕鼠器等。

(4)中药材贮藏过程中,为防止真菌、害虫的生长繁殖,应控制室内温度、湿度。对批量大的中药材可以将其干燥后,制作成真空包装以杜绝其与空气的接触。

四、特殊管理药品贮藏的要点与细节

麻醉药品和第一类精神药品应当设立专库或者专柜保管。专库应当设有防盗设施并安装报警装置;专柜应当使用保险柜。专库和专柜应当实行双人双锁管理。

医疗机构发生麻醉药品或精神药品被盗、被抢、丢失或者其他流入非法渠道的情形时,应当立即采取必要的控制措施,同时报告所在地县级公安机关、药品监督管理部门和卫生主管部门。

医疗用毒性药品应单独划定仓间或仓位,专柜加锁并由专人保管。建立和完善保管、验收、领发、核对等制度,严防发生差错。严禁与其他药品混杂存放。毒性药品的包装容器上必须印有特殊标志,在运输毒性药品的过程中,应当采取有效措施,防止发生事故。

易燃、易爆危险药品指易受光、热、空气等外来因素影响而容易引起自燃、助燃、爆炸或具有强腐蚀性的药品,如果处置不当,可能引起爆炸、燃烧等严重事故。此类药品应置危险药品专库内贮藏,不得与其他药品同库贮藏,并远离电源、火源,同时应有专人负责保管。搬运时注意轻拿、轻放、避免撞击。危险药品库应当严禁烟火,并配置消防安全设备(如灭火器、沙箱等)。危险药品的包装和封口必须坚实、牢固、密封,并应经常检查是否完整无损,如果发生渗漏,必须立即进行安全处理,如有需要,可向有关部门报告,请求协助解决。

第五节　中心摆药室医院感染的管理

为做好中心摆药室医院感染的控制工作,必需加强自身管理,定时对摆药室的空间和药具进行消毒,确保用药安全。

一、提高对医院感染的认识

加强对医院感染控制观念的认识,由过去的依赖抗菌药物控制达到患者医院感染不降低的局面,提高到现在全过程医院感染的控制;从过去的补救提升到预防;由过去的病原体易进入体内并引起对机体的损伤,发展到全过程的院内感染控制,加强职业道德教育,强化工作人员对医院感染管理的认识,不断地更新医院感染控制知识,减少医院感染的发生。

二、加强工作人员的卫生管理

工作人员摆药时,必需穿工作服,戴工作帽、口罩和手套;工作帽要覆盖全部发际,并能阻留脱落物,定期清洗;不能配戴装饰品;定期进行体格检查,患有传染病、皮肤病和体表有伤口者,不得为住院患者摆药。做到工作前后洗手,做好手的消毒。

三、加强中心摆药室环境的管理

摆药室环境应保持清洁、无积水、无尘埃、无杂物,废弃物要及时处理,严禁吸烟和饮食,定期进行消毒,使用的消毒剂应定期更换,防止耐药菌株产生,使用的清洁卫生用品应无纤维或颗粒脱落,易清洗消毒,并只限于本室使用,存放于固定地点;摆药所用的药瓶、药勺及拆包装用的剪刀,要定期消毒,住院患者用的药杯,应浸泡于 0.1% 有效氧溶液中 30 分钟,清洗干净,晾干备用。

第三章

药物剂型与制剂

第一节 药 物 剂 型

本节拟讨论与药物剂型有关的一些内容,以剂型的品种和分类方法为重点。

一、常用剂型

前面已述,剂型是按临床使用造型与使用途径等划分的药品类型。目前临床可以供用的剂型是相当丰富的。我国 2010 年版《中国药典》附录"Ⅰ制剂通则"中规范了 21 种剂型,分别以ⅠA~ⅠV条列出说明。这 21 种剂型分别是片剂、注射剂、酊剂、栓剂、胶囊剂、软膏剂、乳膏剂、糊剂、眼用制剂、丸剂、植入剂、糖浆剂、气雾剂、粉雾剂、喷雾剂、膜剂、颗粒剂、口服溶液剂、口服混悬液剂、口服乳剂、散剂、耳用制剂、鼻用制剂、洗剂、冲洗剂、灌肠剂、搽剂、涂剂、涂膜剂、凝胶剂、贴剂。这些虽已基本上包括了目前国际市场流通与临床使用的药品常用剂型,但尚未包括目前发展中的一些新型药物递送系统,如脂质体、微囊、微球、纳米粒等。同时有些重要剂型,如片剂,以包衣区分,可分为素片(裸片)、薄膜衣片、肠衣片等;但若以释药和起效快慢衡量,则可分为普通片、溶液片、分散片、缓释与控释片等;以释药部位分类,则可分为胃溶片、肠溶片、结肠定位片等。总之,目前剂型的种类和分类是十分多样的,足以保证临床上各种情况下的用药需要。

二、剂型分类

药用剂型多种多样,对其进行分类的方法也存在多种,具体如下。

(一)按物理形态分类

这是纯粹按物理外观来分类的方法,这种分类方法具有直观、明确的优点,而且因每种物理形态在其处方设计、生产工艺、质量检查、贮存保管以及临床应用方面都有其特点,所以这种分类方法对药品的设计、生产、检验、保存与应用都很有利。一般可分为以下4种。

1.固体剂型

包括散剂、丸剂、颗粒剂、胶囊剂、片剂、膜剂、干粉吸入剂等。

2.半固体剂型

包括软膏剂、乳膏剂、糊剂等。

3.液体剂型

包括溶液剂、芳香水剂等、乳剂、微米或纳米级液体分散系统各种液体制剂,以及眼用溶液、注射液等。

4.气体剂型

气雾剂、熏蒸剂、芳香吸入剂等。

(二)按分散系统分类

此法按剂型的分散特征分类,以便于应用物理化学的原理说明各类剂型的特点,大致可作如下分类。

1.分子分散型

分子分散型指分子量一般在1 000以下的药物以分子状态均匀分散于介质中形成的剂型。在常温下为液体时,称为真溶液。它的分散溶媒应采用药用规格,以确保对人体的安全性。主要分散溶媒是水,某些特定场合也可以是乙醇、丙二醇、甘油等药用有机溶媒,或水与这些溶媒的混合溶媒。分子分散型还包括多组分共熔系统和一些常温下为固体的固溶体,以及常温下为气体的芳香吸入剂、常温下为半固体的油溶性药物的凡士林软膏剂等。分子分散型是均相系统,不存在相界面,属于热力学稳定体系。

2.纳米级分散型

包括高分子溶液、纳米胶体、纳米乳等,其分散物质的直径一般都在1~100 nm范围内,有时可放宽至1~200 nm。这类溶液具有丁达尔现象等一切胶体溶液的特征。气溶胶制剂也可包括在内。高分子胶体溶液仍属均相的热力学稳定系统;而溶胶则为非均相系统,属热力学不稳定体系。

3.亚微米和微米级分散型

亚微米和微米级分散型是指介于胶体型和粗粒子分散型之间的、粒径一般在 0.2~5 μm 的分散类型。一些乳剂、复乳剂、脂质体、脂质微粒、蛋白微粒等处于这一分散级别中,这类剂型在改变药物在体内的吸收、分布等方面有许多有用的特征,是近年来大力开发研制的剂型类别,可详见本书以后的有关章节。

4.粗粒子分散型

此种类型中的药物以较大的固体颗粒形式分散在媒体中,一般达 10~100 μm 或 100 μm 以上,分散媒一般为液体,习称为混悬液。但也可包括固体分散媒(如某些固体分散体等),半固体分散媒(不溶性药物的凡士林油膏等)。混悬液属于热力学和动力学不稳定性体系,易聚集、分层等。

5.粉粒型和粉粒集合型

粉粒型和粉粒集合型指散剂、干粉吸入剂、颗粒剂、胶囊剂、片剂等固体制剂。由原料粉粒或原料粉粒与辅料粉粒通过混合或经压制构成,少量液体成分或共熔性组分也可被粉粒吸收存在于该体系中。这类剂型在药物制剂特别是口服制剂中占比例很大。

(三)按使用途径分类

这种分类完全以给药途径分类,与临床紧密结合。药物最早是采用口服和皮肤外用,然后是注射剂,后来发展到各种腔道等几乎身体的所有可暴露部位都能用药,一般可分为以下几种。

1.口服制剂

剂型具有多样性,可以是各种散剂、颗粒剂、胶囊剂、片剂、溶液剂、混悬剂、乳剂与自微乳剂等。用于治疗胃肠道疾病或在胃肠道吸收后治疗全身性疾病。

2.注射剂

又分为静脉注射、肌内注射、皮下注射、皮内注射、关节腔注射、脊髓腔注射等。与注射剂接近的有皮下埋植制剂,可发挥长效作用。

3.皮肤给药制剂

施用于皮肤的剂型分两大类:一类是局部用药,以清洗创面、止痛、疗伤或者治疗表皮癣痒以及局部皮肤过敏等,有洗剂、软膏剂、贴剂等;还有一类为皮肤上外用内治的贴剂,属于经皮给药系统(transdermal drug delivery system,TDDS),贴于皮肤表面可使药物透皮吸收入血,缓和持续地发挥全身作用,是近年来制剂开发热点之一。

4.呼吸道给药的制剂

上呼吸道给药的有滴鼻剂、喉头喷雾剂等,经下呼吸道至肺泡吸收的有气雾剂、粉雾剂等,可迅速发挥全身作用。

5.身体其他腔道黏膜用药制剂

主要有下列 5 种。

(1)眼用制剂:主要有治疗各种眼疾的滴眼剂、眼膏剂、眼内植入剂等。滴眼剂还可包括散瞳用于检查眼底等用途。目前尚在研制欲将药物通过眼内吸收进入循环血以发挥全身作用的眼用制剂。

(2)滴耳剂:治疗耳疾。

(3)口腔内用药的制剂:有用于口腔内的含漱剂、治疗咽喉炎的口含片,还有舌下、颊内部位使用的薄型片剂、贴剂等,可迅速吸收入血发挥全身作用。

(4)阴道用药:有各种阴道栓、阴道片等,主要用于治疗各种感染引起的阴道炎症以及滴虫病等。

(5)肛门直肠用药:有"开塞露"等为了通便的肛门栓剂,也有人拟通过肛门直肠给药以达到治疗全身性疾病的目的,仅处于研究阶段。

6.介入疗法用药

介入疗法用药是通过显微外科手术等,将药物制剂直接输导入体内有关脏器组织部位的病灶。

静脉注射剂、介入疗法制剂等系将药物直接送入循环血中,称为"脉管内"给药;其他给药途径因需经过一定的吸收过程才能入血,故称为"脉管外"给药。

(四)按释药的速度、时间与部位分类

目前新型口服制剂可分为如下 3 种类型。

1.择速释药系统

包括速释制剂,以及各种缓释与控释制剂,一般的缓释制剂属于一级释药,控释制剂属于零级释药。

2.择时释药系统

按一些疾病发作的时辰病理学需要,将药物制剂设计成在给药后于一个或几个特定时间点上按特定的速度要求来释药,以满足与每天疾病发作时同步(严格讲应稍前于同步)释药,达到最理想的治疗目的。这类制剂设计较复杂,要求较精准,种类也较多,如单脉冲或多脉冲释药制剂、延时性脉冲释药制剂、延时性缓控释制剂等。

3.择位释药系统

如上消化释药的胃内滞留或漂浮系统、肠内释药的肠溶制剂,以及下消化道释药的结肠释药系统。

(五)按药物靶向功能分类

可分为普通非靶向制剂和靶向制剂(targeting drug delivery system,TDDS)。靶向制剂可通过载体使药物选择性运输和分布到靶部位,使一定浓度的药物在这些靶部位滞留一定的时间,以便提高药效,降低药物毒副作用。根据靶向制剂的靶向原理,其又可分为被动靶向制剂、主动靶向制剂和物理化学靶向制剂(如温度或 pH 敏感型释药制剂)等。

(六)按传统或一定意义的命名分类

如几种药物合配的内服液剂可称为合剂。由动植物药材浸取制成的制剂称为浸出制剂(国外在中世纪称为格林制剂)。又如酊剂、醑剂、酏剂,以及中药制剂中的汤剂(煎剂)、药酒、曲剂和丸、散、膏、丹、棒、线、条剂型等。这种分类法因按历史传统命名,为医药界所熟知。

剂型的任何分类方法都有其局限性、相对性和相容性,也就是说,任何一种具体药物的剂型都可按不同的分类方法,对号入座式地进入各自的分类框格中去。同一种剂型有时也可有数种不同的剂型名称,如米诺霉素干糖浆剂也可称为颗粒剂;又由于有些剂型因制备工艺复杂,使名称的全称变得十分冗长,如庆大霉素水动力型胃内漂浮缓释微丸胶囊剂,或法莫替丁脉冲控释包衣微丸的胶囊剂等,遇此类情况,常可适当简化剂型称谓,如上述两制剂可分别简称为庆大霉素缓释胶囊、法莫替丁脉冲释药胶囊等。

第二节　药　物　制　剂

药物制剂是指将具体剂量的药物根据临床需要制成某种剂型供临床应用的药品。本节主要介绍制剂的命名、处方、工艺及生产管理要求等。

一、制剂命名

我国药物制剂的命名通常是将原料药通用名后缀以所采用的剂型,如氧氟沙星片、庆大霉素注射剂、尼莫地平片、硝苯地平缓释片、阿司匹林肠溶片等。也常采用商品名,如尼莫地平片称为"尼莫同"。过去曾把硝苯地平片称为"心痛定"、硝酸甘油片称为"消心痛"等。我国现已规定制剂商品名不能包括或暗示药效的内容,因此"心痛定"或"消心痛"等名称已不能采用,而"泰诺糖浆""泰诺片""白加黑""施惠达"等商品名可用。2种或2种以上药物制成的制剂可采用其中最主要的药物仍按上述方法命名,但在名称前冠以"复方"二字,如复方阿司匹林片、复方磺胺甲硝唑片(复方新诺明)等。

药物制剂与药物原料一样,还应备以英文名、汉语拼音名,有时也采用拉丁名。

二、处方

处方是规定临床用药或制剂成分内容的书面文件,可分为医用处方和制剂处方,医用处方前文已述,在此仅介绍制剂处方的内容。

制剂处方是规定制剂成分内容的书面文件,以提供工厂生产制剂或医院药房临时配制制剂的依据。药典、部颁标准所收载的药物制剂处方具有法律约束力,这种处方称为法定处方。工厂生产与出售的制剂,其处方必须是法定处方。医院药房调制的制剂处方,除法定处方外,也可以是本医院临床治疗多年、行之有效的医院内部协定处方,但医院应对这些处方和产品负法律责任,只限在本单位使用。

制剂处方的内容,一般列有主药、辅药(复方制剂中有),此外,还包括辅料和添加剂,如片剂中的填充剂、黏合剂、崩解剂、润滑剂及一些液体制剂中的增溶剂、助悬剂、絮凝剂、乳化剂、pH调节剂、抗氧剂、阻释剂等,它们的作用是有助于制剂的美观成型和稳定,并有助于药效的发挥。制剂的辅料或添加剂是制剂研制中的关键成分,也是药剂学科研的一大瞩目点。目前,随着应用化学和高分子化学的发展,已有不少高分子辅料及表面活性剂用作制剂辅料。对于液体制剂等,处方中还有溶剂。

制剂处方中的原料药物、各辅料和溶剂,均应按每制备一定数量(如1 000片)分别标明药物及辅料等各组成成分的投用量,各原辅料均应为药用规格,若为注射剂,还需符合注射用规格。因此各原辅料也必须为法定的药典或部颁标准、地方标准所收载。

三、制剂工艺

所有药品的生产和包装均应当按照批准的工艺规程和操作规程进行操作并

有相关记录,以确保药品达到规定的质量标准,并符合药品生产许可和注册批准的要求。我国现行药品生产实行 GMP(药品生产质量管理规范)管理制度。传统的片剂工艺包括:原辅料的确定和称量→粉碎→混合过筛→制软材→制湿粒→烘干→整粒→压片→包衣(必要时)→检查→包装。传统的注射剂工艺则为:原辅料的确定和称量→溶解→过滤,灌封→灭菌→灯检→包装。由上可见,不同的剂型,生产工艺往往有很大区别;反之,对同一种剂型而言,即使是不同的药物品种,工艺过程多半也是相近的,但有时还需要根据原料药和辅料的一些特殊性质确定具体的特殊工艺细节,如遇水时理化性质极不稳定的药物制备片剂时宜采用干压法制粒、无水乙醇制粒或粉末直接压片;遇热不太稳定的药物,在湿颗粒烘干时应适当降低温度等。又如阿司匹林颗粒压片时,不能像一般片剂那样采用硬脂酸镁作润滑剂,因为镁离子会催化阿司匹林的水解等。因此,确定制剂工艺是制备每个具体制剂时必不可少的环节,生产厂将制剂处方及工艺写成详细的书面文字,并经审核、批准,生产过程中必须严格遵循,称为工艺操作规程(standard operation procedure,SOP)。2010 年版《GMP》附录对于工艺操作规程的含义:"为生产特定数量的成品而制定的一个或一套文件,包括生产处方、生产操作要求和包装操作要求,规定原辅料和包装材料的数量、工艺参数和条件、加工说明(包括中间控制)、注意事项等内容"。随着各种制药设备不断向高效化、自动化与联动化发展,传统的制剂工艺也应视生产情况适时修改,达到工艺上省时、省力与高产优质的目的。产品工艺规程具有法律性,改变和修订时要有严格的手续程序进行报批或备案。

四、制剂的质量标准

由工厂生产的药物制剂出厂销售前,必须经过一系列有关检验,各项指标必须全部合格才能出厂销售(GMP 要求:除成品检验合格外,还必须经质量管理部审核批生产记录,并经质量受权人签批放行才能出厂销售)。这种针对具体药物制剂所制订的具体性状描述和检验项目,称为该药物制剂的质量标准,市售药品的质量标准必须执行或高于法定标准,应至少符合我国现行版《中国药典》所收载的制剂标准要求。但当现行版《中国药典》暂未收载时,也可参用符合由中国食品药品监督管理局等国家法定部门颁发的新药质量标准。

国外一些发达国家的药典,如美国药典、英国药典、日本药局方及欧洲药典等收载的药品质量标准,也具有一定的参考价值。特别是我国出口的药品必须按出口目的地国家的药典标准生产检验,以便向该有关国家或区域销售。但按国外药典的质量标准在我国销售的进口药品或在国内药厂仿制生产的这类药品,仍必须经我国食品药品监督管理审评中心专门审查与批准,方可在我国境内流通和使用。

药物制剂质量标准的内容一般可分为两大类别:一类是与制剂中所含原料药物及纯度有关的标准,如反映药物结构特征的必要鉴别项目、有关物质检查项目、以及药物含量测定项目等;另一类是与剂型本身的要求密切相关的项目,如普通片剂的崩解度、溶出度,缓释片的释放度,分散片的分散均匀度,以及注射剂的澄清度,不溶性微粒检查,菌检和热原检查等。一些与制剂外观及形状有关的检查,如片剂的完整性、表面光洁度、硬度,注射剂安瓿封口处的密封和匀整性与印字质量等,这些基本要求一般不再逐一列入质量标准之内,但厂家质量检验部门在出厂前也应进行检查,以符合最低的标准要求。

制剂中药物的含量测定方法先应借鉴原料药物本身的测定方法,但有时因辅料或溶剂对测定方法有干扰,或因主药含量太低等,必须事先经萃取分离或浓集等手段,或者改用抗干扰性更大以及灵敏度更高的方法,如高效液相色谱法、气相色谱法、液质联用等。

五、新制剂的研制与审批

我国于 2007 年 7 月 10 日发布施行的《药品注册管理办法》(局 28 号令),其第二章第十二条对于新药申请概念作了如下规定:"新药申请是指未曾在中国境内上市销售的药品的注册申请。对已上市药品改变剂型、改变给药途径、增加新适应证的药品注册按照新药申请的程序申报"。由此看来,新制剂的研究、开发、生产均属新药申报内容,必须符合新药申报要求。

我国药品注册管理办法根据我国的国情,将新药首先分为天然药物、化学药品和生物制品三大类。对于化学药品的新药,根据不同的研制要求,又分成六类如下。

(一)新药与新药分类

1.一类新药

一类新药是指未在国内外上市销售的药品。

(1)通过合成或者半合成的方法制得的原料药及其制剂。

(2)天然物质中提取或者通过发酵提取的新的有效单体及其制剂。

(3)用拆分或者合成等方法制得的已知药物中的光学异构体及其制剂。

(4)由已上市销售的多组分药物制备为较少组分的药物。

(5)新的复方制剂。

(6)已在国内上市销售的制剂增加国内外均未批准的新适应证。

2.二类新药

二类新药是指改变给药途径且尚未在国内外上市销售的制剂。

3.三类新药

三类新药是指已在国外上市销售但尚未在国内上市销售的药品。

(1)已在国外上市销售的制剂及其原料药,和/或改变该制剂的剂型,但不改变给药途径的制剂。

(2)已在国外上市销售的复方制剂,和/或改变该制剂的剂型,但不改变给药途径的制剂。

(3)改变给药途径并已在国外上市销售的制剂。

(4)国内上市销售的制剂增加已在国外批准的新适应证。

4.四类新药

四类新药是指改变已上市销售盐类药物的酸根、碱基(或者金属元素),但不改变其药理作用的原料药及其制剂。

5.五类新药

五类新药是指改变国内已上市销售药品的剂型,但不改变给药途径的制剂。

6.六类新药

六类新药是指已有国家药品标准的原料药或者制剂。

(二)制剂研制需进行与申报的项目

每类新药研制时需要进行与上报审批的项目多寡不一。凡化学药品申请进行临床研究时,最多需上报 30 项资料,申请生产时则最多需上报 22 项资料(一类生产申报比较特殊,要求报全部资料 32 项之多)。以下项目的资料则是申请新制剂时必不可少的。

(1)药学研究资料综述,即申请药物的药学研究(合成工艺、剂型选择、处方筛选、结构确证、质量研究和质量标准制定、稳定性研究等)的试验和国内外文献资料的综述。

(2)原料药生产工艺的研究资料,包括工艺流程和化学反应式、起始原料和有机溶媒、反应条件(温度、压力、时间、催化剂等)和操作步骤、精制方法、主要理化常数及阶段性的数据积累结果等,并注明投料量和收得率及工艺过程中可能产生或引入的杂质或其他中间产物,尚应包括对工艺验证的资料。

(3)质量研究工作的试验资料及文献资料。

(4)药品标准及起草说明,并提供标准品或者对照品。

(5)样品的检验报告书。

(6)原料药、辅料的来源及质量标准、检验报告书。药用辅料在《中华人民共和国药品管理法》(简称《药品管理法》)中的定义:除了主要药物活性成分以外一切物料的总称,是药物制剂的重要组成成分。国际药用辅料协会(IPEC)将辅料定义:药物制剂中经过合理的安全评价的不包括有效成分或前体的组分,它的作用包括:在药物制剂制备过程中有利于成品的加工;提高药物制剂的稳定性、生物利用度和患者的顺应性;有助于从外观上鉴别药物制剂;改善药物制剂在贮藏或应用时的安全性和有效性。药用辅料数在不同国家、地区的使用有较大的区别,我国约有543种药用辅料用于制剂中。它们是不同种类的化合物,从简单分子(水)到复杂的天然产品,半合成产品或合成产品的混合物,大致可被分为3类。第一类为被认可的辅料:源于食品工业(通常被认为是安全的:美国FDA列入GRAS)或者应用于制药工业中已经有相当长的时间;第二类:新辅料,包括通过对已证实或已用于食品或化妆品工业的辅料进行结构修饰得来的材料;第三类:为新化合物,它们从未被用于制药领域。2010年版《中国药典》共收载132种药用辅料。辅料标准由于历史原因,来源不一,标准参差不齐,需调研及进行大量实验室复核工作。主要依据标准:①《药品管理法》第十一条;②《中华人民共和国药品管理法实施条例》;③《国务院对确需保留的行政审批许可的决定》。

(7)药物稳定性研究的试验资料,包括影响因素试验、采用直接接触药物的包装材料和容器共同进行的稳定性试验。

(8)直接接触药品的包装材料和容器的选择依据及质量标准。

(9)非临床药动学试验资料及文献资料。包括所申请药物的体外和体内(动物)药动学(吸收、分布、代谢、排泄)试验资料和文献资料。

(三)申报新制剂的4项主要内容

溶出度对于剂型选择、处方筛选、质量研究和质量标准制定、稳定性研究及体内吸收研究等具有重要指导意义。而药物制剂生物等效性试验已成为国内外药物仿制或移植品种的重要评价内容,也成为药物制剂开发研究中最有价值的评价指标而广泛应用。现就制剂处方工艺、稳定性、溶出度、生物利用度4项内容作概念性介绍。

1.处方工艺、辅料等的研究

同一原料制成不同制剂,其作用开始时间、强度、持续时间均有显著性差

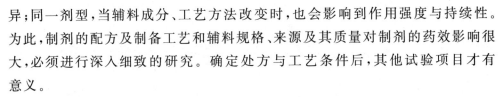

异;同一剂型,当辅料成分、工艺方法改变时,也会影响到作用强度与持续性。为此,制剂的配方及制备工艺和辅料规格、来源及其质量对制剂的药效影响很大,必须进行深入细致的研究。确定处方与工艺条件后,其他试验项目才有意义。

2.稳定性试验

原料药物制成制剂后,稳定性常不如原料好,因此对制剂必须进行稳定性试验,包括自然存放和化学动力学试验结果。

化学动力学试验是加速试验的理论依据。该试验是在较高的温度条件下,用较短的时间获得的结果,推算出在室温条件下药剂能保持原有浓度(或含量)的 90% 所需的时间 $t_{0.9}$。

溶液类(包括注射剂)制剂应用加速试验法求室温的稳定期在理论上较为成熟,在结果方面也比较可信。例如,40 ℃加速试验 3 个月,大致可相当于室温 25 ℃贮存 2 年。加速条件的确定是根据化学动力学原理推导出来的。

固体制剂的破坏规律比较复杂,但仍有若干方法可以采用,固体制剂中的辅料有时可影响药物的稳定性。例如硬脂酸镁可加速阿司匹林(乙酰水杨酸)的水解,蔗糖等易吸湿成分可严重影响一些药物的质量,因此,选用合适的辅料十分重要。我国新药审批办法规定应做高温、高湿度及光照等影响因素考察,通常可分别在不同温度(如 40 ℃、60 ℃)、不同相对湿度(如 RH 为 75%、92.5% 等),以及强光照射下加速,定期取样,观察结果。

3.溶出度试验

溶出度是指按照《中国药典》规定的方法,在一定时间内药物从固体制剂溶入介质的累计百分率。

溶出度是指药物从固体或半固体剂型中溶解、扩散到周围的溶出介质的速度和限度。溶出度是剂型释药规律的一种反映。不同剂型、不同制剂、处方组成及生产工艺都可能改变释药规律。药物释出的快慢、数量和持续时间的长短均影响药物在体内的吸收及药效的发挥。一般的口服固体制剂可以通过控制剂型中药物的溶出度以获取预期的药效。溶出度可以用于评价或控制生产中制剂的内在质量。一般认为对以下药物都需要进行溶出度试验:①难溶或难被吸收的药物;②治疗量与中毒量接近的药物;③要求速释、缓释或控释的药物制剂;④用于治疗严重疾病或急救用的药物等。因这些药物或其制剂的释药规律易波动,服用后容易发生生物利用度问题或影响药效。

通常剂型中药物释放的机制主要是依赖扩散作用,即释药的过程主要是扩散的过程,受 Fick 第一定律衍化而来的 Noyes-Whitney 方程制约,公示如下。

$$dC/dt = kS(C_s - C)$$

dC/dt 为溶出速度,k 为药物在溶出介质中的溶出速度常数,S 为未溶物溶出界面的面积,C_s 为药物在介质中溶出速度,C 为时间 t 时药物在介质即总体溶液中的浓度。各种不同释放规律的数学表达式大多由上面的方程演变而来。

鉴于缓控释制剂与普通制剂在溶出行为方面有较大不同,因此《中国药典》将缓控释制剂有别于普通制剂的溶出度测定,另外规定了"释放度测定法",在细节上与溶出度测定有一些差别,可见《中国药典》附录。

4.生物等效性试验

生物利用度是反映药物制剂在人体内质量的一个重要指标,广义的生物利用度系指制剂中药物被机体吸收进入循环血的速度和程度。通常我们称的生物利用度仅指吸收程度,它是通过同一药物的两种制剂(受试制剂与参比制剂)相比而得出的数据。当参比制剂为同一药物的静脉注射制剂,求出的生物利用度称为绝对生物利用度,此时由于参比制剂百分之百进入体循环,所以绝对生物利用度事实上表明了受试制剂通过其自身用药途径给药后被吸收的完全程度;而当参比制剂为市售品,并得到临床正面评价的同一药物的同种剂型(或具有同一给药途径的相近剂型)的制剂时,求出的生物利用度称为相对生物利用度。相对生物利用度为 80%~125% 时,称为两制剂生物利用度等效。根据 Dost 相应面积定律,药物的吸收程度与血药浓度-时间曲线下面积(area under curve of blood con centration,AUC)成正比,所以常以受试制剂与参比制剂的 AUC 之比求生物利用度。当受试制剂与参比制剂不仅在 AUC,且在 C_{max}(血药浓度峰值)、t_{max}(达峰时间)等指标方面,经统计学检验两制剂间无显著性差异时,则称两制剂生物等效。由于生物利用度测试工作费时耗资,一般不列入药物制剂的质量标准中。但在新制剂的研究报批阶段,进行这项工作的意义很大。在我国,法定部门确认为与市售参比制剂具有生物等效性的试制口服制剂,容许免做临床验证进行生产报批。

总体上说,对于吸收速度受溶出速度限制的药物,其生物利用度与溶出度有较好的相关性。

以上就是申报新制剂的 4 项主要内容及其方法概要。对于固体制剂而言,溶出度和释放度是体外试验,但与生物利用度紧密相关,其目的是保证制剂的有效性。稳定性试验则是保证制剂贮存期内的稳定性。所有这些体内、体外试验都必须有优良的处方与工艺基础,才能获得满意的结果。原料、辅料是构成制剂的基础物料。原料的纯度、晶型、粒径、溶出度都与制剂质量关系密切。辅料的来源、纯度、高分子辅料的聚合度、分子量、溶解度、水溶液的黏度等也与制剂的质量密切相关。所以新制剂的开发研究申报要求是严格的,内容是全面的。必须以科学的态度、严谨的作风和实事求是的精神来对待这些要求。

六、制剂生产与质量管理的要求

药厂要组织药物制剂的工业化生产,需具备合理配置的生产厂房及与有关剂型相适应的生产车间(如片剂生产车间,注射剂生产车间,粉针剂生产车间,酊、水、糖浆剂生产车间等),各车间均需有相应的制药设备,如片剂车间的制粒机、烘箱、压片机、包衣机等,注射剂车间的配液罐、过滤装置、灌封机等。除以上硬件条件外,还需要具备高素质的管理和生产人员及完善的管理系统。对于上述这些药厂生产药品必须具备的软、硬件条件,欧、美、日等许多国家的卫生管理机构均制定与颁发了本国的药品生产质量管理规范(good manufacture practice,GMP),在各自的国度内施行并具有法律意义。世界卫生组织(WHO)也制定了GMP,作为世界医药工业生产和药品质量要求的指南,也有助于加强国际医药贸易,实行监督与检查的统一标准。

我国也根据世界医药工业的发展要求,并结合本国的国情,于1982年由中国医药工业公司首次颁发了《药品生产管理规范》(试行本),此后历经多次修订,国家药品监督管理局于1999年6月18日颁布了《药品生产质量管理规范》(1998年修订)。修订的药品GMP的实施,在提升我国药品质量、确保公众用药安全方面发挥了重要的作用,取得了良好的社会效益和经济效益。至2010年我国再次修订并发布了《药品生产质量管理规范(2010年修订)》。2010年版药品GMP共14章、313条,该版药品GMP吸收国际先进经验,结合我国国情,按照"软件硬件并重"的原则,贯彻质量风险管理和药品生产全过程管理的理念,更加注重科学性,强调指导性和可操作性,达到了与世界卫生组织药品GMP的一致性。

GMP总的要求:所有医药工业生产的药品,在投产前,对其生产过程必须有明确规定,所有必要设备必须经过校验。所有人员必须经过适当培训。厂房建筑及装备应合乎规定。使用合格原料。采用经过批准的生产方法。还必须具有合乎条件的仓储及运输设施。对整个生产过程和质量监督检查过程应具备完善的管理操作系统,并严格付诸执行。

与 GMP 关系密切的药品安全试验规范(good laboratory practice,GLP),GLP 是在新药研制的实验中,进行动物药理试验(包括体内试验和体外试验)的准则,如急性、亚急性、慢性毒性试验、生殖试验、致癌、致畸、致突变及其他毒性试验等都有十分具体的规定,是保证药品研制过程安全、准确、有效的法规。

第四章

临床常用药物

第一节 降血压药

一、雷米普利

(一)剂型规格

片剂:1.25 mg、2.50 mg、5.00 mg、10.00 mg。

(二)适应证

用于原发性高血压,可单用或与其他降压药合用;用于充血性心力衰竭,可单用或与强心药、利尿药合用;急性心肌梗死(2～9 天)后出现的轻至中度心力衰竭(NYHAⅡ和 NYHAⅢ)。

(三)用法用量

1.成人常规剂量

口服给药。①原发性高血压:开始剂量为一次 2.5 mg,一天 1 次晨服。根据患者的反应,如有必要在间隔至少 3 周后将剂量增至一天 5 mg。维持量为一天 2.5～5.0 mg,最大用量为 20 mg。如本药5 mg的降压效果不理想,应考虑合用利尿药等。②充血性心力衰竭:开始剂量为一次1.25 mg,一天 1 次,根据需要 1～2 周后剂量加倍,一天 1 次或分 2 次给药。一天最大用量不超过 10 mg。③急性心肌梗死后(2～9 天)轻到中度心力衰竭患者:剂量调整只能在住院的情况下对血流动力学稳定的患者进行。必须非常严密监测合并应用抗高血压药的患者,以免血压过度降低。起始剂量常为一次2.5 mg,早晚各 1 次。如果该起始剂量患者不能耐受(如血压过低),应采用一次 1.25 mg,早晚各 1 次。随后根据患者的情况,间隔 1～2 天剂量可加倍,至最大日剂量 10 mg,早晚各 1 次。本药应在心肌梗死后 2～9 天内服用,建议用药时间至少15 个月。

2.肾功能不全时剂量

开始剂量为一天 1.25 mg,最大日剂量为 5 mg。

3.肝功能不全时剂量

肝功能不全者对本药的反应可能升高或降低,在治疗初始阶段应密切监护。一天最大用量为2.5 mg。

4.老年人剂量

老年患者(大于 65 岁)应考虑采用低起始剂量(每天 1.25 mg),并根据血压控制的需要仔细调整用量。

5.其他疾病时剂量

有血压大幅度降低危险的患者(如冠状血管或者脑血供血管狭窄者)应考虑采用低起始剂量(1.25 mg/d)。

(四)注意事项

1.禁忌证

(1)对本药或其他 ACEI 过敏者。

(2)血管神经性水肿:①使用其他 ACEI 曾引起血管神经性水肿;②遗传性血管性水肿;③特发性血管性水肿。

(3)孕妇。

(4)哺乳期妇女。

(5)孤立肾、移植肾、双侧肾动脉狭窄而肾功能减退者。

(6)原发性醛固酮增多症患者。

(7)血流动力学相关的左心室流入流出障碍(如主动脉或二尖瓣狭窄)或肥厚型心肌病患者。

(8)急性心肌梗死后出现轻至中度心力衰竭,伴有以下情况时禁用本药:①持续的低血压[收缩压低于 12.0 kPa(90 mmHg)]。②直立性低血压[坐位 1 分钟后收缩压降低≥2.7 kPa(20 mmHg)]。③严重心力衰竭(NYHA Ⅳ)。④不稳定性心绞痛。⑤威胁生命的室性心律失常。⑥肺源性心脏病。

(9)因缺乏治疗经验,本药还禁用于下列情况:①正接受甾体、非甾体抗炎药,免疫调节剂和/或细胞毒化合物治疗的肾病患者。②透析患者。③原发性肝脏疾病或肝功能损害患者。④未经治疗的、失代偿性心力衰竭患者。⑤儿童。

2.慎用

(1)多种原因引起的粒细胞减少(如中性粒细胞减少症、发热性疾病、骨髓抑制、使用免疫抑制药治疗、自身免疫性疾病如胶原性血管病、系统性红斑狼疮等引起者)。

(2)高钾血症。

(3)脑或冠状动脉供血不足(血压降低可加重缺血,血压如大幅度下降可引起心肌梗死或脑血管意外)。

(4)肾功能障碍(可致血钾增高、白细胞减少,并使本药潴留)。

(5)严重心力衰竭或血容量不足。

(6)肝功能不全。

(7)严格饮食限制钠盐或进行透析治疗者(首剂可能出现突然而严重的低血压)。

(8)主动脉瓣狭窄或肥厚性心肌病。

(9)缺钠的患者(应用本药可能突然出现严重低血压与肾功能恶化)。

(10)外科手术或麻醉。

3.药物对儿童的影响

未对本药进行儿童用药的研究,故本药禁用于儿童患者。

4.药物对老年人的影响

老年患者(大于 65 岁)对 ACEI 的反应较年轻人明显,同时使用利尿药、有充血性心力衰竭或肝肾功能不全的老年患者,应慎用本药。

5.药物对妊娠的影响

孕妇(尤妊娠中晚期)可能导致胎儿损伤甚至死亡,故孕妇禁用本药。美国药品和食品管理局(FDA)对本药的妊娠安全性分级为 C 级(妊娠早期)和 D 级(妊娠中晚期)。

6.药物对哺乳的影响

本药可通过乳汁分泌,哺乳期妇女禁用。

7.用药前后及用药时应当检查或监测

(1)建议短期内检查血清电解质、肌酸酐浓度和血常规(尤其是白细胞计数),尤其是在治疗开始时,以及处于危险中的患者(肾功能损害和结缔组织疾病患者),或者使用其他可能引起血常规变化的药物治疗的患者(如免疫抑制药、细胞抑制药、别嘌呤醇、普鲁卡因胺)。肾功能障碍或白细胞缺乏者,在最初 3 个月内应每 2 周检查白细胞计数及分类计数 1 次,此后定期检查。用药期间,如有发热、淋巴结肿大和/或咽喉疼痛症状,应立即检查白细胞计数。

(2)尿蛋白检查,每月 1 次。

(3)用药前和用药期间,应定期检查肝功能。

(4)在较高肾素-血管紧张素系统活性患者,由于 ACE 的抑制,存在突然明显血压下降和肾功能损害的危险。在这种情况下,如果第一次使用本药或者增加剂量,应严密监测血压,直到预期不会出现进一步的急性血压下降。

(五)不良反应

在使用本药或其他 ACEI 治疗期间,可能发生下列不良反应。

1.心血管系统

当本药和/或利尿药增量时,偶可见血压过度降低(低血压、直立性低血压),表现为头晕、注意力丧失、出汗、虚弱、视觉障碍等症状,尤其是在使用本药治疗的初始阶段和伴有盐和/或体液流失的患者(如已采用利尿治疗)、心力衰竭患者(尤其是急性心肌梗死后)和严重高血压患者;罕见晕厥。可能与血压明显下降相关的不良反应还有心动过速、心悸、心绞痛、心肌梗死、短暂性脑缺血发作(TIA)、缺血性脑卒中。可能出现心律失常或心律失常加重。血管狭窄引起的循环紊乱可以加重。还可能出现血管炎。

2.泌尿生殖系统

偶见肾损害或肾损害加重,个别病例可出现急性肾衰竭。罕见蛋白尿及蛋白尿伴肾功能恶化。有肾血管疾病(如肾动脉狭窄)、肾移植或伴有心力衰竭的患者容易出现这种情况。原来有蛋白尿的患者尿蛋白可能增加,但糖尿病肾病患者蛋白的排泄也可能减少。本药也有出现阳痿和性欲降低的报道。

3.代谢/内分泌系统

偶见血钠降低及血钾升高,后者主要发生在肾功能不全者或使用保钾利尿药的患者。在糖尿病患者可观察到血钾浓度的升高。本药极少引起男子乳腺发育。

4.呼吸系统

可出现刺激性干咳,夜间和平卧时加重,在妇女和非吸烟者中更常见。少见支气管痉挛、呼吸困难、支气管炎、鼻窦炎或鼻炎、血管神经性水肿所致喉、咽和/或舌水肿(黑种人 ACEI 治疗期间血管水肿的发生率较非黑种人高)。还可能出现支气管痉挛(特别是刺激性咳嗽的患者)。

5.消化系统

可见胃痛、恶心、呕吐、上腹部不适(某些病例胰酶升高)和消化功能紊乱。

少见呕吐,腹泻,便秘,食欲丧失,口腔黏膜、舌或消化道炎症,口腔发干,口渴,肝功能异常(包括急性肝功能不全)、肝炎、胰腺炎和肠梗阻(不全梗阻)。罕见致命性肝坏死。如果出现黄疸或显著的肝功升高,必须停药并进行监护治疗。

6.皮肤

可见皮疹(个别病例为斑丘疹或苔藓样疹或黏膜疹)、风疹、瘙痒症,或者累及唇、面部和/或肢体的血管神经性水肿,此时需停药。也可能发生较轻微的非血管神经性的水肿,如踝关节周围水肿。少见多形性红斑、Stevens-Johnson 综合征或者中毒性表皮坏死溶解。罕见天疱疮、银屑病恶化、银屑病样或天疱疮样皮肤或者黏膜病损、皮肤对光过敏、颜面潮红、脱发、甲癣及加重或诱发雷诺现象。某些皮肤反应可能伴有发热、肌肉痉挛、肌肉痛、关节痛、关节炎、血管炎、嗜酸粒细胞增多和/或抗核抗体滴度增加。如发生严重的皮肤反应则应立即停药。

7.精神神经系统

少见头痛和疲劳,罕见困倦和嗜睡、抑郁、睡眠障碍、性欲减退、感觉异常、平衡失调、意识模糊、焦虑、神经质、疲乏、颤抖、听力障碍(如耳鸣)、视物模糊和味觉紊乱或者短暂丧失。

8.血液

可出现红细胞计数和血红蛋白浓度或血小板计数偶有下降,尤其在肾功能损害,结缔组织病或同时服用别嘌呤醇、普鲁卡因胺或一些抑制免疫反应的药物的患者。罕见贫血、血小板减少、中性粒细胞减少、嗜酸性粒细胞增多,个别患者出现粒细胞减少症或全血细胞减少(可能为骨髓抑制所致)、葡萄糖-6-磷酸脱氢酶缺乏症(G6PD)H 缺乏相关的溶血及溶血性贫血。

9.其他

尚未发现本药有致突变或致癌作用。

(六)药物相互作用

1.药物-药物相互作用

(1)与其他降压药合用时降压作用加强。其中,与引起肾素释放或影响交感活性的药物同用,较两者的相加作用大;与 β 受体阻滞剂合用,较两者的相加作用小。

(2)与催眠药、镇静药、麻醉药合用血压明显下降。

(3)与其他扩血管药合用可能导致低血压,如合用,应从小剂量开始。

(4)与钾盐或保钾利尿药(如螺内酯、氨苯蝶啶、阿米洛利)合用可能引起血钾过高,合用时须严密监测血钾浓度。

(5)本药能增强口服降糖药(如磺脲类及双胍类)和胰岛素的降糖效果,应注意有可能引起血糖过度降低。

(6)与锂盐合用可降低锂盐的排泄,由此增强锂的心脏和神经毒性,故应密切监测血锂浓度。

(7)非甾体抗炎药、镇痛药(如吲哚美辛、阿司匹林):可能减弱本药的降压效果,还可能增加肾功能损害和血清钾浓度升高的危险。

(8)麻黄含麻黄碱和伪麻黄碱,可降低抗高血压药的疗效。使用本药治疗的高血压患者应避免使用含麻黄的制剂。

(9)本药与地高辛、醋硝香豆素无明显相互作用。

(10)氯化钠可减弱本药的降压作用和缓解心力衰竭症状的效果。

(11)拟交感类血管升压药(如肾上腺素):可能减弱本药的降压效果(推荐严密监测血压)。

(12)与别嘌醇、普鲁卡因胺、细胞生长抑制药、免疫抑制药(如硫唑嘌呤)、有全身作用的皮质醇类和其他能引起血常规变化的药物合用,增加血液学反应的可能性,尤其血液白细胞计数下降,白细胞减少。

(13)与环孢素合用可使肾功能下降。

(14)与别嘌醇合用可引起超敏反应。

(15)与肝素合用,可能升高血清钾浓度。

(16)服用本药同时使用昆虫毒素脱敏治疗,存在严重过敏样反应的危险(如威胁生命的休克)。

2.药物-酒精和/或尼古丁相互作用

酒精可提高本药的降压能力,本药可加强酒精的效应。

3.药物-食物相互作用

从饮食中摄取过量的盐可能会减弱本药的降压效果。

二、缬沙坦

(一)剂型规格

胶囊:40 mg、80 mg、160 mg。

(二)适应证

用于治疗各类轻至中度高血压,尤其适用于对 ACEI 不耐受的患者。可单独或与其他抗高血压药物(如利尿药)联合应用。

(三)用法用量

1.成人常规剂量

口服给药:推荐剂量为一次 80 mg,一天 1 次,可以在进餐时或空腹服用,建议每天在同一时间用药(如早晨)。降压作用通常在服药 2 周内出现,4 周时达到最大疗效。对血压控制不满意的患者,2~4 周后可增至一次 160 mg,一天 1 次,也可加用利尿药。维持量为一次 80~160 mg,一天 1 次。

2.肾功能不全时剂量

轻至中度肾功能不全患者无须调整剂量。

3.肝功能不全时剂量

非胆管源性及胆汁淤积性肝功能不全患者无须调整剂量。轻至中度肝功能不全患者本药剂量不应超过一天 80 mg。

4.老年人剂量

老年患者不需调整给药剂量。

(四)注意事项

(1)禁忌证:①对本药或其他血管紧张素受体拮抗药过敏者。②孕妇。③对严重肾衰竭(肌酐清除率<10 mL/min)患者(尚无用药经验)。

(2)慎用:①肝、肾功能不全者。②单侧或双侧肾动脉狭窄者。③低血钠或血容量者。④胆汁淤积或胆管阻塞者。⑤主动脉瓣或左房室瓣狭窄患者。⑥血管神经性水肿患者。⑦冠状动脉疾病患者。⑧肥厚型心肌病患者。⑨需要全身麻醉的外科手术患者。

(3)药物对儿童的影响:本药在小儿中的用药安全性和疗效尚不明确。尚无儿童用药的经验。

(4)药物对老年人的影响:尽管本药对老年人的全身性影响多于年轻人,但并无任何临床意义。

(5)药物对妊娠的影响:动物试验本药可致胎仔发育损害和死亡。尽管目前尚无人类用药经验,鉴于 ACEI 的作用机制,不能排除对胎儿的危害:胎儿从妊娠中期开始出现肾灌注,后者依赖于肾素-血管紧张素-醛固酮系统(RAAS)的发育,妊娠中、晚期应用本药,风险增高。因此,同任何直接作用于 RAAS 的药物一样,本药不能用于孕妇。美国药品和食品管理局(FDA)对本药的妊娠安全性分级为 C 级(妊娠早期)和 D 级(妊娠中、晚期)。

(6)药物对哺乳的影响:动物试验本药可经乳汁排泌,但尚不明确在人体是否如此,故哺乳期妇女不宜用药。

(7)用药前后及用药时应当检查或监测血压、肾功能。

(五)不良反应

患者对本药耐受良好,不良反应较少且短暂、轻微,一般不需中断治疗。与ACEI比较,本药很少引起咳嗽。

(1)发生率大于1%的不良反应:头痛、头晕、病毒感染、上呼吸道感染、疲乏、眩晕、腹泻、腹痛、恶心、关节痛等。

(2)发生率小于1%的不良反应:水肿、虚弱无力、失眠、皮疹、性欲减退,尚不知这些反应是否与本药治疗有因果关系。

(3)罕见血管神经性水肿、皮疹、瘙痒及其他超敏反应(如血清病、血管炎等过敏性反应)。

(4)实验室检查发现,极个别患者发生血红蛋白和血细胞比容降低、中性粒细胞减少,偶见血清肌酐、血钾、总胆素和肝功能指标升高。

(5)尚未观察到本药有致突变、致畸或致癌作用。

(6)其他:少数患者可导致病毒感染。在临床试验中,极少数患者可出现关节炎、乏力、肌肉痛性痉挛、肌肉痛。

(六)药物相互作用

(1)与利尿药合用可增强降压作用。

(2)与保钾利尿药(如螺内酯、氨苯蝶啶、阿米洛利)、补钾药或含钾盐代用品合用时,可使血钾升高。

(3)本药可增加锂剂的毒性反应,可能是增加锂剂在肾脏近曲小管的重吸收所致。

(4)麻黄含有麻黄碱和伪麻黄碱,可降低抗高血压药的疗效。使用本药治疗的高血压患者应避免使用含麻黄的制剂。

(5)尽管本药有较高血浆蛋白结合率,但体外试验表明,本药与其他血浆蛋白结合率高的药物(如双氯芬酸、呋塞米和华法林)之间无血浆蛋白结合方面的相互作用。

(6)与地高辛、西咪替丁、阿替洛尔、氨氯地平、吲哚美辛、氢氯噻嗪、格列本脲等联用用药时,未发现有临床意义的相互作用。

(7)由于本药基本不被代谢,所以它与细胞色素 P450 酶系统的诱导剂或抑制药通常不会发生有临床意义的相互作用。

三、利舍平

(一)剂型规格

利舍平片:0.10 mg、0.25 mg。利舍平注射液:1 mL,1 mg;1 mL,2.5 mg。

(二)适应证

(1)用于轻、中度原发性高血压,尤其适用于伴精神紧张的患者,也常与肼屈嗪、氢氯噻嗪等合用治疗严重和晚期高血压。注射液可用于高血压危象,但不推荐本药作为高血压治疗的第一线药物。

(2)用于精神病性躁狂症状。

(三)用法用量

1.成人常规剂量

(1)口服给药:高血压:一次 0.10~0.25 mg,一天 1 次,经过 7~14 天的剂量调整期,以最小有效剂量确定维持量。一次最大用量为 0.5 mg。

(2)肌内注射:高血压危象:初量为 0.5~1.0 mg,以后按需要每 4~6 小时肌内注射 0.4~0.6 mg。

2.儿童常规剂量

口服给药:一天按体重 0.005~0.020 mg/kg 或按体表面积 0.15~0.60 mg/m² 给药,分 1~2 次服用。

(四)注意事项

1.交叉过敏

对萝芙木制剂过敏者对本药也过敏。

2.禁忌证

如下所示:①对本药或萝芙木制剂过敏者;②活动性胃溃疡患者;③溃疡性结肠炎患者;④抑郁症(尤其是有自杀倾向的抑郁症)患者;⑤孕妇。

3.慎用

如下所示:①心律失常、心肌梗死患者;②癫痫患者;③胆石症(本药可促使胆绞痛发作);④帕金森病;⑤有精神抑郁史者;⑥嗜铬细胞瘤;⑦肾功能不全者;⑧有胃溃疡、胃肠功能失调等病史者;⑨呼吸功能差的患者;⑩年老体弱者;⑪哺乳期妇女。

4.药物对妊娠的影响

本药能透过胎盘,可使胎儿发生呼吸困难及呼吸道阻塞而危及胎儿生命。

另外,还可能导致新生儿呼吸系统抑制、鼻充血、发绀、食欲减退、嗜睡、心动过缓、新生儿紧抱反射受抑制等。美国药品和食品管理局(FDA)对本药的妊娠安全性分级为 C 级。

5.药物对哺乳的影响

本药可进入乳汁,引起婴儿呼吸道分泌增多、鼻充血、发绀、体温降低和食欲减退,哺乳期妇女应用时应权衡利弊。

6.药物对检验值或诊断的影响

(1)可干扰尿中 17-羟及 17-酮的测定。

(2)可使血清催乳素浓度增高。

(3)短期大量注射本药,可使尿中儿茶酚胺排出增多,而长期使用则减少。

(4)肌内注射本药,尿中香草杏仁酸排出最初增加约 40%,第 2 天减少,长期给药总排出量减少。

(五)不良反应

1.心血管系统

较少见心律失常、心动过缓、直立性低血压、下肢水肿等。

2.呼吸系统

较多见鼻塞,较少见支气管痉挛等。

3.精神神经系统

常见头痛、注意力不集中、精神抑郁、神经紧张、焦虑、多梦、梦呓、清晨失眠,较少见手指强硬颤动等。精神抑郁的发生较隐匿,可致自杀,可出现于停药之后,并持续数月。

4.消化系统

较多见口干、食欲减退、恶心、呕吐、腹泻等。较少见胃痛、呕血及柏油样大便。胆石症患者还可促发胆绞痛。

5.泌尿生殖系统

常见性欲减退,可致阳痿。

(六)药物相互作用

1.药物与药物相互作用

(1)与利尿药或其他降压药合用,可使降压作用加强,应注意调整剂量。

(2)与中枢神经抑制药合用,可使中枢抑制作用加重。

(3)可使 β 受体阻滞剂作用增强,导致心动过缓。

（4）胍乙啶及其同类药与本药合用,可增加直立性低血压、心动过缓及精神抑郁等不良反应。

（5）与洋地黄毒苷或奎尼丁合用,可引起心律失常,虽在常用剂量甚少发生,但大剂量使用时须小心。

（6）与肾上腺素、异丙肾上腺素、去甲肾上腺素、间羟胺、去氧肾上腺素等合用,可使拟肾上腺素类药物的作用时间延长。

（7）与左旋多巴合用,可引起多巴胺耗竭而致帕金森病发作。

（8）与麻黄碱、苯丙胺等合用,可使儿茶酚胺贮存耗竭,使拟肾上腺素类药物的作用受抑制。

（9）与三环类抗抑郁药合用,本药的降压作用减弱,抗抑郁药作用也受干扰。

（10）与布洛芬合用,可使本药降压效果减弱。

（11）本药可通过耗竭去甲肾上腺素的贮存而使美芬丁胺无效。

（12）育亨宾可使本药的降压作用减弱。

2.药物-酒精和/或尼古丁相互作用

本药与酒精同用,可使中枢抑制作用加重。

四、地巴唑

(一)剂型规格

地巴唑片:10 mg、20 mg、30 mg。注射液:1 mL,10 mg。滴眼液:8 mL,8 mg。

(二)适应证

（1）用于轻度高血压,也可用于妊娠高血压综合征。

（2）用于心绞痛。

（3）用于脑血管痉挛及内脏平滑肌痉挛。

（4）用于脊髓灰质炎后遗症、外周颜面神经麻痹等神经疾病。

（5）滴眼液用于青少年假性近视。

(三)用法用量

1.成人常规剂量

（1）口服给药。①高血压、胃肠痉挛:一次 10～20 mg,一天 3 次,一天最大量为 150 mg。②神经疾病:一次 5～10 mg,一天 3 次。

（2）静脉注射:脑血管痉挛:一次 10～20 mg。

(3)皮下注射:高血压、胃肠痉挛等:10～20 mg。

2.儿童常规剂量

经眼给药。青少年假性近视:本药滴眼液,首次使用时,每小时 4 次(每隔15 分钟1 次,每侧一次1 滴,滴后闭目 5～10 分钟),用后查视力对比。以后一天睡前 1 小时滴 4 次,或上、下午各滴 2～3 次,连用7～14 天以巩固并提高疗效。

(四)注意事项

(1)禁忌证:①血管硬化症患者;②有单疱病毒发病史(即鼻翼两旁和四周有成簇性水疱)者,不宜用本药滴眼液。

(2)慎用:尚不明确。

(3)药物对妊娠的影响尚不明确。

(五)不良反应

(1)可有多汗、头痛、发热等。大剂量时可引起多汗、面部潮红、轻度头痛、头晕、恶心、血压下降。

(2)使用滴眼液可见眼部刺激反应。

(六)药物相互作用

药物-药物相互作用尚不明确。

第二节　抗心绞痛药

防治心绞痛药物通过减轻心脏负荷、降低心肌耗氧量或扩张冠状动脉、促进侧支循环的形成,以改善缺血区冠脉供血,从而缓解心绞痛。该类药物可分为以下几种。①硝酸酯、亚硝酸酯类:可松弛血管平滑肌,扩张动、静脉,使心脏的前、后负荷降低,心肌耗氧量减少。同时可扩张冠状动脉,增加缺血区血流灌注,此外,还可降低左心室充盈压,保护缺血的心肌细胞。②β受体阻滞剂:主要减少心肌耗氧量,这是由于其可阻滞心绞痛发作时体内过多释放的儿茶酚胺兴奋β受体,从而使心率减慢、心肌收缩力减弱,降低血压,达到减少心肌耗氧量的目的。此外还可改善心肌缺血区的供血。③钙通道阻滞剂:阻滞钙通道,抑制钙离子内流,使血管扩张,血压下降,心脏负荷减轻,心肌收缩力减弱,耗氧量减少。同时可扩张冠状动脉血管,改善缺血区的供血、供氧,保护缺血心肌细胞。④抗

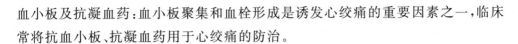

血小板及抗凝血药:血小板聚集和血栓形成是诱发心绞痛的重要因素之一,临床常将抗血小板、抗凝血药用于心绞痛的防治。

一、硝酸酯、亚硝酸酯类药

(一)硝酸甘油

1.剂型规格

注射液剂:1 mL,1 mg;1 mL,2 mg;1 mL,10 mg。

2.适应证

用于冠心病心绞痛的治疗及预防,低血压或治疗充血性心力衰竭,也可用于降低血压或治疗充血性心力衰竭。

3.用法用量

注射液:用5%葡萄糖注射液或氯化钠注射液稀释后静脉滴注,开始剂量为5 μg/min,最好用输液泵恒速输入。用于降低血压或治疗心力衰竭,可每3~5分钟增加 5 μg/min,如在20 μg/min时无效可以10 μg/min递增,以后可20 μg/min。患者对本药的个体差异很大,静脉滴注无固定适合剂量,应根据个体的血压、心率和其他血流动力学参数来调整用量。

4.注意事项

如下所示:①应使用能有效缓解急性心绞痛的最小剂量,过量可能导致耐受现象。②小剂量可能发生严重低血压,尤其在直立位时。③应慎用于血容量不足或收缩压低的患者。④发生低血压时可合并心动过缓,加重心绞痛。⑤加重肥厚梗阻型心肌病引起的心绞痛。⑥易出现药物耐受性。⑦如果出现视物模糊或口干,应停药。⑧剂量过大可引起剧烈头痛。⑨静脉滴注本品时,由于许多塑料输液器可吸附硝酸甘油,因此应采用非吸附本品的输液装置,如玻璃输液瓶等。⑩静脉使用本品时须采用避光措施。

5.不良反应

头痛:可于用药后立即发生,可为剧痛和呈持续性;偶可发生眩晕、虚弱、心悸和其他直立性低血压的表现,尤其在直立、制动的患者;治疗剂量可发生明显的低血压反应,表现为恶心、呕吐、虚弱、出汗、苍白和虚脱;晕厥、面红、药疹和剥脱性皮炎均有报道。

6.禁忌证

禁用于心肌梗死早期(有严重低血压及心动过速时)、严重贫血、青光眼、颅内压增高和已知对硝酸甘油过敏的患者。还禁用于使用枸橼酸西地那非(万艾可)的患者,后者增强硝酸甘油的降压作用。

7.药物过量

过量可引起严重低血压、心动过速、心动过缓、传导阻滞、心悸、循环衰竭导致死亡、晕厥、持续搏动性头痛、眩晕、视力障碍、颅内压增高、瘫痪和昏迷并抽搐、面红、出汗、恶心与和呕吐、腹部绞痛与腹泻、呼吸困难与高铁血红蛋白血症。

(二)硝酸异山梨酯

1.剂型规格

片剂:5 mg、10 mg。缓释片:20 mg、40 mg。乳膏剂:10 g,1.5 g。气雾剂:12.5 g(含硝酸异山梨酯0.125 g)。注射剂:5 mL,5 mg;10 mL,10 mg;50 mL,50 mg。

2.适应证

主要适用于心绞痛和充血性心力衰竭的治疗。

3.用法用量

口服:预防心绞痛,一次 5~10 mg,一天 2~3 次。一天总量 10~30 mg,由于个体反应不同,需个体化调整剂量。舌下给药:一次5 mg,缓解症状。静脉滴注:最适浓度为 1 支 10 mL 安瓿注入 200 mL 0.9%氯化钠注射液或 5%葡萄糖液中,或者 5 支 5 mL 安瓿注入500 mL 0.9%氯化钠注射液或 5%葡萄糖液中,振摇数次,得到50 μg/mL的浓度;亦可用 10 mL 安瓿 5 支注入 500 mL 输液中,得到 100 μg/mL 的浓度。药物剂量可根据患者的反应调整,静脉滴注开始剂量 30 μg/min,观察 0.5~1 小时,如无不良反应可加倍,一天 1 次,10 天为 1 个疗程。

4.注意事项

使用过程中应严密观察患者的心率和血压。对甲状腺功能减退,营养不良,严重的肝或肾脏疾病及体重过低者也应谨慎注意。

5.不良反应

和其他硝酸盐类药物一样,在使用过程中特别是在给药初期可能会因血管扩张,出现头痛、恶心等症状。

6.禁忌证

禁用于贫血、头部创伤、脑出血、严重低血压或血容量不足和对硝酸盐类药物敏感的患者。

7.药物过量

与血管过度扩张有关的反应有颅内压增高、眩晕、心悸、视物模糊、恶心与呕吐、晕厥、呼吸困难、出汗伴皮肤潮红或湿冷、传导阻滞与心动过缓、瘫痪、昏迷、癫痫发作或死亡,无特异的拮抗剂可对抗 ISDN 的血管扩张作用,用肾上腺素和其他动脉收缩剂可能弊大于利,处理方法包括抬高患者的下肢以促进静脉回流及静脉补液。也可能发生高铁血红蛋白血症,治疗方法是静脉注射亚甲蓝 1～2 mg/kg。

(三)戊四硝酯

1.剂型规格

片剂:10 mg、20 mg。

2.适应证

心绞痛的防治。

3.用法用量

口服,一次 10～30 mg,一天 3～4 次。

4.注意事项

有严重肝肾功能损害的患者慎用;用药期间从卧位或坐位突然站起时须谨慎,以免突发直立性低血压;如发生晕厥或低血压,应采用卧姿并使头部放低,吸氧并辅助呼吸;交叉变态反应,对其他硝酸酯或亚硝酸异戊酯过敏患者也可能对本品过敏,但属罕见。

5.不良反应

常见不良反应:由直立性低血压引起的眩晕、头晕、昏厥、面颊和颈部潮红;严重时可出现持续的头痛、恶心、呕吐、心动过速、烦躁、皮疹、视物模糊,口干则少见。逾量时的临床表现,按发生率的多少,依次为口唇指甲青紫、眩晕欲倒、头胀、气短、高度乏力、心跳快而弱、发热甚至抽搐。

6.禁忌证

对本品过敏者、严重低血压、血容量减少、严重贫血、心力衰竭、青光眼和因脑出血或头部创伤而致颅内压增高的患者禁用。

7.药物过量

过量可引起严重低血压、心动过速、心动过缓、传导阻滞、心悸、循环衰竭导致死亡、晕厥、持续搏动性头痛、眩晕、视力障碍、颅内压增高、瘫痪和昏迷并抽搐、脸红与出汗、恶心和呕吐、腹部绞痛与腹泻、呼吸困难与高铁血红蛋白血症。如发生本品严重毒性反应,应给予血浆扩容剂及适当的电解质溶液以维持循环功能,如发生高铁血红蛋白血症,应静脉注射亚甲蓝。

二、β受体阻滞剂

卡维地洛。

(一)剂型规格

片剂:6.25 mg、10 mg、12.5 mg、20 mg、25 mg。

(二)适应证

(1)原发性高血压:可单独用药,也可和其他降压药合用,尤其是噻嗪类利尿药。

(2)心功能不全:轻度或中度心功能不全(NYHA 分级Ⅱ级或Ⅲ级),合并应用洋地黄类药物、利尿药和血管紧张素转换酶抑制药(ACEI)。也可用于 ACEI 不耐受和使用或不使用洋地黄类药物、肼屈嗪或硝酸酯类药物治疗的心功能不全者。

(三)用法用量

剂量必须个体化,需在医师的密切监测下加量。

1.高血压

推荐起始剂量 6.25 毫克/次,一天 2 次口服,如果可耐受,以服药后 1 小时的立位收缩压作为指导,维持该剂量 7～14 天,然后根据血药谷浓度时的血压,在需要的情况下增至 12.5 毫克/次,一天 2 次。同样,剂量可增至 25 毫克/次,一天 2 次。一般在 7～14 天内达到完全的降压作用。总量不得超过 50 mg/d。本品须和食物一起服用,以减慢吸收,降低直立性低血压的发生。在本品的基础上加用利尿药或在利尿药的基础上加用本品,预计可产生累加作用,扩大本品的直立性低血压作用。

2.心功能不全

在使用本品之前,洋地黄类药物、利尿药和 ACEI(如果应用)的剂量必须稳定。推荐起始剂量 3.125 毫克/次,一天 2 次,口服 2 周,如果可耐受,可增至 6.25 毫克/次,一天 2 次。此后可每隔 2 周剂量加倍至患者可耐受的最大剂量。每次应用新剂量时,需观察患者有无眩晕或轻度头痛 1 小时。推荐最大剂量:体重＜85 kg者,25 毫克/次,一天 2 次;体重≥85 kg 者,50 毫克/次,一天 2 次。本品须和食物一起服用,以减慢吸收,降低直立性低血压的发生。每次增加剂量前,经评估心功能不全情况,如心功能恶化、血管扩张(眩晕、轻度头痛、症状性低血压)或心动过缓症状,以确定对卡维地洛的耐受性。一过性心功能不全恶化可通过增加利尿药剂量治疗,偶尔需要卡维地洛减量或暂时停药。血管扩张的症状对利尿药或 ACEI 减量治疗有反应,如果症状不能缓解,可能需卡维地洛减量。心功能不全恶化或血管扩张的症状稳定后,才可增加本品剂量。如果心功能不全患者发生心动过缓(脉搏<55 次/分),必须减量。

(四)注意事项

(1)肝损害:当出现肝功能障碍的首发症状(如瘙痒、尿色加深、持续食欲缺乏、黄疸、右上腹部压痛、不能解释的"流感"样症状)时,必须进行实验室检查。如果实验室检查证实存在肝损害或黄疸,必须立即停药。

(2)外周血管疾病:β 受体阻滞剂诱发或加重外周血管疾病患者的动脉血流不足症状。此类患者需小心使用。

(3)麻醉和重大手术:如果周期性长期使用卡维地洛,当使用对心脏有抑制作用的麻醉药如乙醚、三甲烯和三氯乙烯时,须加倍小心。

(4)糖尿病和低血糖:β 受体阻滞剂可能掩盖低血糖症状,尤其是心动过速。

(5)甲状腺功能亢进中毒症状:β 受体阻滞剂可能掩盖甲状腺功能亢进的症状,如心动过速。突然停用 β 受体阻滞剂可能加重甲状腺功能亢进的症状或诱发甲状腺危象。

(6)不能突然停药,尤其是缺血性心脏病患者。必须 1~2 周逐渐停药。

(7)临床试验中卡维地洛可导致心动过缓,当脉搏小于 55 次/分,必须减量。

(8)低血压:直立性低血压和晕厥在首次服药 30 天内发生的危险最高,为减少这些事件的发生,心功能不全患者的开始治疗剂量为 3.125 毫克/次,一天 2 次;高血压患者为 6.25 毫克/次,一天 2 次;缓慢加量,并且与食物同时服用。起始治疗期,患者必须小心,避免驾驶或危险操作等情况。

(9)罕见心功能不全患者肾功能恶化,尤其是低血压[收缩压<13.3 kPa(100 mmHg)]、缺血性心脏病和弥漫性血管疾病,和/或潜在肾功能不全者,停药后肾功能恢复至基线水平,此类患者在加量时建议监测肾功能,如肾功能恶化,停药或减量。

(10)卡维地洛加量期可能出现心功能不全恶化或体液潴留,必须增加利尿药,卡维地洛不加量直到临床稳定。偶尔需要卡维地洛减量或暂时停药。

(11)嗜铬细胞瘤患者在使用 β 受体阻滞剂之前应先使用 α 受体阻滞剂。虽然卡维地洛具有 β 受体和 α 受体阻断活性,但尚无在这类患者中使用的临床经验。因此,怀疑嗜铬细胞瘤的患者使用卡维地洛时须小心。

(12)变异型心绞痛患者使用非选择性 β 受体阻滞剂时可能诱发胸痛。虽然

卡维地洛的 α 受体阻断活性可能预防心绞痛的发生,但尚无在这类患者中使用的临床经验。

(13)变态反应的危险。

(14)非过敏性气管痉挛(如慢性支气管炎和肺气肿)、支气管痉挛疾病的患者一般禁止使用 β 受体阻滞剂。

(五)不良反应

1.高血压

发生率≥1%的不良反应:乏力、心动过缓、直立性低血压、体位依赖性水肿、下肢水肿、眩晕、失眠、嗜睡、腹痛、腹泻、血小板减少、高脂血症、背痛、病毒感染、鼻炎、咽炎、呼吸困难、泌尿道感染。发生率>0.1%且<1%的不良反应:四肢缺血、心动过速、运动功能减退、胆红素尿、转氨酶增高、胸骨下疼痛、水肿、焦虑、睡眠紊乱、抑郁加重、注意力不集中、思维异常、情绪不稳定、哮喘、男性性欲下降、皮肤瘙痒、红斑、斑丘疹、光变态反应、耳鸣、尿频、口干、多汗、低钾、糖尿病、高脂血症、贫血、白细胞数减少。发生率≤0.1%,但很重要:三度房室传导阻滞、束支传导阻滞、心肌缺血、脑血管障碍、惊厥、偏头痛、神经痛、脱发、剥脱性皮炎、健忘症、胃肠道出血、气管痉挛、肺水肿、听力下降、呼吸性碱中毒、尿素氮增高、高密度脂蛋白下降及全血细胞数减少。

2.心功能不全

(1)发生率>2%,不考虑因果关系的不良事件:多汗、乏力、胸痛、疼痛、水肿、发热、下肢水肿、心动过缓、低血压、晕厥、房室传导阻滞、心绞痛恶化、眩晕、头痛、腹泻、恶心、腹痛、呕吐、血小板数减少、体重增加、痛风、尿素氮增加、高脂血症、脱水、高血容量、背痛、关节痛、肌肉痛、上呼吸道感染、感染、鼻窦炎、气管炎、咽炎、泌尿道感染、血尿、视觉异常。

(2)发生率>1%且<2%:过敏、突然死亡、低血容量、直立性低血压、感觉减退、眩晕、黑粪、牙周炎、谷丙转氨酶、谷草转氨酶升高、高尿酸尿、低血糖、低血钠、碱性磷酸酶增加、尿糖呈阳性、紫癜、嗜睡、肾功能异常及清蛋白尿。

(六)禁忌证

如下所示:①NYHA 分级 Ⅳ 级失代偿性心功能不全,需要静脉使用正性肌力药物患者。②气管痉挛(2 例报道持续性哮喘患者服用单剂卡维地洛死亡)或相关的气管痉挛状态。③二度或三度房室传导阻滞。④病态窦房结综合征。⑤心源性休克。⑥严重心动过缓。⑦临床严重肝功能不全患者。⑧对本品过敏者禁用。⑨糖尿病酮症酸中毒、代谢性酸中毒。

(七)药物过量

药物过量可能导致严重低血压、心动过缓、心功能不全、心源性休克和心搏骤停,也可能出现呼吸系统问题、气管痉挛、呕吐、神志丧失和抽搐。患者应平卧位,如果需要可予重病特别护理。可能使用洗胃和催吐剂。可能使用下列药物:①严重心动过缓:阿托品 2 mg 静脉注射。②支持心血管功能:每隔 30 秒高血糖素 5～10 mg 静脉注射,随后 5 mg/h 静脉点滴。应及时给予心血管支持治疗,包括心肺监测、抬高下肢、注意循环血容量和尿量。根据体重和疗效使用拟交感神经药(如多巴胺、异丙肾上腺素、肾上腺素)。③如果外周血管扩张明显,在持续循环监测的条件下,可能需要使用异丙肾上腺素、肾上腺素。对于药物治疗无效的心动过缓,应安装起搏器。对于气管痉挛,应给予 β 拟交感神经药(气雾剂或静脉用药)或静脉用氨茶碱。抽搐时,缓慢静推地西泮或氯硝西泮。④严重药物过量致休克时,解救药物过量的治疗药物必须持续使用至卡维地洛的 7～10 个半衰期。

三、钙通道阻滞剂

以盐酸地尔硫䓬为例。

(一)剂型规格

片剂:30 mg、60 mg、90 mg。缓释片:30 mg、60 mg、90 mg。缓释胶囊:90 mg。注射剂:10 mg、50 mg。

(二)适应证

治疗心绞痛、高血压。由冠状动脉痉挛所致的心绞痛,包括静息时心绞痛或变异型心绞痛,或是冠状动脉阻塞所致的劳力性心绞痛,静脉注射可用于控制心房颤动时心室率。亦用于治疗肥厚性心肌病。

(三)用法用量

静脉注射:成人用量,初次为 10 mg,临用前用氯化钠注射液或葡萄糖注射液溶解、稀释成 1%浓度,在 3 分钟内缓慢注射,或按体重 0.15～0.25 mg/kg 计算剂量,15 分钟后可重复,也可按体重每分钟 5～15 μg/kg 静脉滴注。

(四)注意事项

(1)用于治疗室上性心动过速,须心电图监测。

(2)肝、肾功能不全患者如需应用,剂量应特别谨慎。

(3)本品在肝内代谢,由肾和胆汁排泄,长期给药应定期实验室监测。肝、肾功能受损患者用本品应谨慎。

(4)皮肤反应可为暂时的,继续用可以消失,但皮疹进展可发展到多形红斑和/或剥脱性皮炎,如皮肤反应持续应停药。

(五)不良反应

最常见的不良反应和发生率为水肿(2.4%)、头痛(2.1%)、恶心(1.9%)、眩晕(1.5%)、皮疹(1.3%)、无力(1.2%)。不常有的(小于1%)有以下情况。

1.心血管系统

心绞痛、心律失常、房室传导阻滞(一度、二度、三度)、心动过缓、束支传导阻滞、充血性心力衰竭、心电图异常、低血压、心悸、晕厥、心动过速、室性期前收缩。①本品延长房室交界不应期,除病窦综合征外并不明显延长窦房结恢复时间,罕见情况下此作用可异常减慢心率(特别在病窦综合征患者)或致二度或三度房室传导阻滞。本品与β受体阻滞剂或洋地黄同用可导致对心脏传导的协同作用。②虽本品有负性肌力作用,但在心室功能正常的人血流动力学研究无心脏指数降低或对收缩性(dp/dt)持续负性作用。在心室功能受损的患者单用本品或与β受体阻滞剂同用的经验有限,因而这些患者应用本品须谨慎。③低血压者用本品治疗偶可致症状性低血压。

2.神经系统

多梦、遗忘、抑郁、步态异常、幻觉、失眠、神经质、感觉异常、性格改变、嗜睡、震颤。

3.消化系统

畏食、便秘、腹泻、味觉障碍、消化不良、口渴、呕吐、体重增加。应用本品时急性肝损害为罕见情况,有碱性磷酸酶、乳酸脱氢酶、门冬氨酸氨基转移酶、丙氨酸氨基转移酶明显增高和其他伴有急性肝损害现象,停药可以恢复。

4.皮肤

瘀点、光敏感性、瘙痒、荨麻疹,注射局部发红。

5.其他

弱视、呼吸困难、鼻出血、易激惹、高血糖、高尿酸血症、阳痿、肌痉挛、鼻充血、耳鸣、夜尿增多、多尿、骨关节痛。

6.不常有的不良反应

有脱发、多形性红斑、锥体外系综合征、齿龈增生、溶血性贫血、出血时间延长、白细胞减少、紫癜、视网膜病和血小板减少,亦有报道发生剥脱性皮炎。

(六)禁忌证

如下所示:①注射剂孕妇禁用;②病窦综合征;③二度或三度房室传导阻滞(以上两种情况安置心室起搏器则例外);④低血压,小于 12.0 kPa(90 mmHg);⑤对本品过敏者;⑥急性心肌梗死和肺充血者。

(七)药物过量

本品过量反应:心动过缓、低血压、心脏传导阻滞和心力衰竭。过量反应可考虑应用以下方法:①心动过缓,给予阿托品 0.6~1 mg,如无迷走阻滞反应,谨慎应用异丙肾上腺素。②高度房室传导阻滞,应用起搏器治疗。③心力衰竭,给予正性肌力药物(多巴胺或多巴酚丁胺)和利尿药。④低血压,给予升压药(多巴胺或去甲肾上腺素)。

四、抗血小板及抗凝血药

(一)双嘧达莫

1.剂型规格

片剂:25 mg。注射剂:2 mL,10 mg。

2.适应证

(1)本品目前主要利用其抗血小板聚集作用,与阿司匹林合用用于短暂性脑缺血发作(TIA)和缺血性脑卒中患者预防脑卒中的发作(二级预防)及冠心病的治疗。

(2)本品与华法林合用,防止人工瓣膜置换术后血栓形成。

(3)本品静脉注射剂利用其血管扩张作用,用于超声心动图负荷试验及核素心肌灌注扫描时的"双嘧达莫试验"诱发心肌缺血,作为冠心病的一种辅助检查手段,并确定心肌缺血范围。可作为不能进行运动试验患者的一种替代性检查方法。

3.用法用量

(1)用于血栓栓塞性疾病时:在短暂性脑缺血发作(TIA)和缺血性脑卒中患者,推荐应用本品25~100 mg,一天 3~4 次,并联合应用小剂量阿司匹林。

(2)冠心病患者可应用 25~50 mg,一天 3 次。

(3)本品静脉注射用于双嘧达莫试验。

4.注意事项

如下所示:①可引起外周血管扩张,故低血压患者应慎用。②不宜与葡萄糖以外的其他药物混合注射。③与肝素合用可引起出血倾向。④有出血倾向患者慎用。⑤已有的研究未发现本品有致畸作用。在孕妇限用于有明确适应证者。⑥本品排入乳汁,故用于哺乳期妇女应谨慎。⑦在儿童中应用的安全性未确立。

5.不良反应

常见的不良反应有头晕、头痛、呕吐、腹泻、面部潮红、皮疹和瘙痒,罕见心绞痛和肝功能不全。不良反应持续或不能耐受者少见,停药后可消除。

6.禁忌证

对双嘧达莫过敏者禁用。

7.药物过量

如果发生低血压,必要时可用升压药。急性中毒症状在啮齿动物有共济失调、运动减少和腹泻,在狗中有呕吐、共济失调和抑郁。双嘧达莫与血浆蛋白高度结合,透析可能无益。

(二)曲美他嗪

1.剂型规格

片剂:20 mg。

2.适应证

临床适用于冠脉功能不全、心绞痛、陈旧性心肌梗死等。对伴有严重心功能不全者可与洋地黄并用。

3.用法用量

口服:一次 20 mg,一天 3 次,饭前服。

4.注意事项

可产生食欲缺乏、恶心、呕吐、失眠、头痛等反应,新近心肌梗死患者忌用。

(三)卡波罗孟

1.剂型规格

片剂:75 mg。注射剂:40 mg。气雾剂:14 g,内含本品 350 mg(可供揿吸 200 次左右)。

2.适应证

对冠状血管有选择性的扩张作用。作用开始慢,持续时间长。长期服用能促使侧支循环形成。此外又能抑制血小板的聚集。防止血栓形成。可用于慢性冠脉功能不全及预防心绞痛的发作。还可用于预防手术、麻醉时引起的冠脉循环障碍及心律失常。

3.用法用量

口服：一次 75～150 mg，一天 3 次。重症于开始时可一次口服 150 mg，一天 4 次，待症状改善后减至一次口服 75 mg，一天 3～4 次。肌内注射或静脉注射：一次 20～40 mg，一天 1～2 次。必要时可静脉滴注，一次 40～80 mg。喷雾吸入：每次揿吸 2～3 次（相当于本品 3～5 mg），一天 3 次。

4.注意事项

静脉注射过快可引起短暂面部潮红、胸部热感、心悸等，静脉注射液宜以 5％葡萄糖 10～20 mL稀释后慢推（3～5 分钟推完）。

第三节　镇　咳　药

咳嗽是呼吸道受到刺激时所产生的一种保护性反射活动，即呼吸道感受器（化学感受器、机械感受器和牵张感受器）受到刺激时，神经冲动沿迷走神经传到咳嗽中枢，咳嗽中枢被兴奋后，其神经冲动又沿迷走神经和运动神经传到效应器（呼吸道平滑肌、呼吸肌和喉头肌），并引发咳嗽。

轻度咳嗽有利于排痰，一般不需用镇咳药。但严重的咳嗽，特别是剧烈无痰的干咳可影响休息与睡眠，甚至使病情加重或引起其他并发症。此时须在对因治疗的同时，加用镇咳药。由于可能引起痰液增稠和潴留，止咳药应避免用于慢性肺部感染，由于可能增加呼吸抑制的风险也应避免用于哮喘。

一般说来，药物抑制咳嗽反射的任一环节均可产生镇咳作用。目前常用的镇咳药按其作用部位可分为两大类。①中枢性镇咳药：此类药直接抑制延脑咳嗽中枢而产生镇咳作用，其中吗啡类生物碱及其衍生物如可待因、福尔可定、羟蒂巴酚等因具有成瘾性而又称为依赖性或成瘾性止咳药，此类药物往往还具有较强的呼吸抑制作用；而右美沙芬、喷托维林、氯哌司汀、普罗吗酯等，则属于非成瘾性或非依赖性中枢镇咳药，且在治疗剂量条件下对呼吸中枢的抑制作用不明显。中枢性镇咳药多用于无痰的干咳。②外周性（末梢性）镇咳药：凡抑制咳嗽反射弧中感受器、传入神经、传出神经及效应器中任何一环节而止咳者，均属此类。如甘草流浸膏、糖浆可保护呼吸道黏膜；祛痰药可减少痰液对呼吸道的刺激而止咳；平喘药可缓解支气管痉挛而止咳；那可丁、苯佐那酯的局麻作用可麻醉呼吸道黏膜上的牵张感受器而发挥止咳作用等。有些药如苯丙哌林兼具中枢性及外周性镇咳作用。

一、可待因

其他名称:甲基吗啡,Methylmorphine,PAVERAL。

ATC 编码:R05DA04。

(一)性状

可待因常用其磷酸盐,为白色细微的针状结晶性粉末,无臭,有风化性,水溶液显酸性反应。在水中易溶,在乙醇中微溶,在三氯甲烷或乙醚中极微溶解。

(二)药理学

可待因能直接抑制延脑的咳嗽中枢,止咳作用迅速而强大,其作用强度约为吗啡的 1/4。也有镇痛作用,为吗啡的 $1/12 \sim 1/7$,但强于一般解热镇痛药。其镇静、呼吸抑制、便秘、耐受性及成瘾性等作用均较吗啡弱。

口服吸收快而完全,其生物利用度为 $40\% \sim 70\%$。一次口服后,约 1 小时血药浓度达高峰 $t_{1/2}$ 为 $3 \sim 4$ 小时。易于透过血-脑屏障及胎盘,主要在肝脏与葡萄糖醛酸结合,约 15% 经脱甲基变为吗啡。其代谢产物主要经尿排泄。

(三)适应证

(1)各种原因引起的剧烈干咳和刺激性咳嗽,尤适用于伴有胸痛的剧烈干咳。由于本品能抑制呼吸道腺体分泌和纤毛运动,故对有少量痰液的剧烈咳嗽,应与祛痰药并用。

(2)可用于中等度疼痛的镇痛。

(3)局部麻醉或全身麻醉时的辅助用药,具有镇静作用。

(四)用法和用量

(1)成人。①常用量:口服或皮下注射,一次 $15 \sim 30$ mg,每天 $30 \sim 90$ mg。缓释片剂一次1片(45 mg),每天2次。②极量:一次 100 mg,每天 250 mg。

(2)儿童:镇痛,口服,每次 $0.5 \sim 1.0$ mg/kg,每天 3 次,或每天 3 mg/kg;镇咳,为镇痛剂量的1/3～1/2。

(五)不良反应

一次口服剂量超过 60 mg 时,一些患者可出现兴奋、烦躁不安、瞳孔缩小、呼吸抑制、低血压、心率过缓。小儿过量可致惊厥,可用纳洛酮对抗。亦可见恶心、呕吐、便秘及眩晕。

(六)禁忌证

多痰患者禁用,以防因抑制咳嗽反射,使大量痰液阻塞呼吸道,继发感染而加重病情。

(七)注意

(1)长期应用亦可产生耐受性、成瘾性。

(2)妊娠期应用本品可透过胎盘使胎儿成瘾,引起新生儿戒断症状,如腹泻、呕吐、打哈欠、过度啼哭等。分娩期应用可致新生儿呼吸抑制。

(3)缓释片必须整片吞服,不可嚼碎或掰开。

(八)药物相互作用

(1)本品与抗胆碱药合用时,可加重便秘或尿潴留的不良反应。

(2)与美沙酮或其他吗啡类中枢抑制药合用时,可加重中枢性呼吸抑制作用。

(3)与肌肉松弛药合用时,呼吸抑制更为显著。

(4)本品抑制齐多夫定代谢,避免二者合用。

(5)与甲喹酮合用,可增强本品的镇咳和镇痛作用。

(6)本品可增强解热镇痛药的镇痛作用。

(7)与巴比妥类药物合用,可加重中枢抑制作用。

(8)与西咪替丁合用,可诱发精神错乱,定向力障碍及呼吸急促。

(九)制剂

普通片剂:每片 15 mg、30 mg。缓释片剂:每片 45 mg。

注射液:每支 15 mg(1 mL)、30 mg(1 mL)。糖浆剂:0.5%,10 mL、100 mL。

二、福尔可定

其他名称:吗啉吗啡,福可定,吗啉乙基吗啡,Homocodeine,PHOLCOD,ETHNINE,PHOLDINE,ADAPHOL,PHOLEVAN。

ATC 编码:R05DA08。

(一)性状

福尔可定为白色或类白色的结晶性粉末;无臭,味苦;水溶液显碱性反应。在乙醇、丙酮或三氯甲烷中易溶,在水中略溶,在乙醚中微溶,在稀盐酸中溶解。

(二)药理学

本品与磷酸可待因相似,具有中枢性镇咳作用,也有镇静和镇痛作用,但成瘾性较磷酸可待因弱。

(三)适应证

用于剧烈干咳和中等度疼痛。

(四)不良反应

不良反应偶见恶心、嗜睡等。可致依赖性。

(五)禁忌证

禁用于痰多者。

(六)用法和用量

口服:常用量,一次 5～10 mg,每天 3～4 次;极量,每天 60 mg。

(七)注意

新生儿和儿童易于耐受此药,不致引起便秘和消化紊乱。

(八)制剂

片剂:每片 5 mg、10 mg、15 mg、30 mg。

(九)贮法

本品有引湿性,遇光易变质。应密封,在干燥处避光保存。

三、喷托维林

其他名称:维静宁,咳必清,托可拉斯,Carbetapentane,TOClASE。
ATC 编码:R05DB05。

(一)性状

喷托维林常用其枸橼酸盐,为白色或类白色的结晶性或颗粒性粉末;无臭,味苦。在水中易溶,在乙醇中溶解,在三氯甲烷中略溶,在乙醚中几乎不溶。熔点 88～93 ℃。

(二)药理学

本品对咳嗽中枢有选择性抑制作用,尚有轻度的阿托品样作用和局麻作用,大剂量对支气管平滑肌有解痉作用,故它兼有中枢性和末梢性镇咳作用。其镇咳作用的强度约为可待因的 1/3。但无成瘾性。一次给药作用可持续 4～6 小时。

(三)适应证

用于上呼吸道感染引起的无痰干咳和百日咳等,对小儿疗效优于成人。

(四)用法和用量

口服,成人,每次 25 mg,每天 3～4 次。

(五)不良反应

偶有轻度头晕、口干、恶心、腹胀、便秘等不良反应,乃其阿托品样作用所致。

(六)注意

青光眼及心功能不全伴有肺淤血的患者慎用。痰多者宜与祛痰药合用。

(七)制剂

片剂:每片 25 mg。滴丸:每丸 25 mg。冲剂:每袋 10 g。糖浆剂:0.145%、0.2%、0.25%。

四、氯哌斯汀

其他名称:氯哌啶,氯苯息定,咳平,咳安宁。
ATC 编码:R05DB21。

(一)性状

氯哌斯汀为白色或类白色结晶性粉末,无臭,味苦有麻木感。在水中易溶解。熔点145～156 ℃。

(二)药理学

氯哌斯汀为非成瘾性中枢性镇咳药,主要抑制咳嗽中枢,还具有 H_1 受体拮抗作用,能轻度缓解支气管平滑肌痉挛及支气管黏膜充血、水肿,这亦有助于其镇咳作用。本品镇咳作用较可待因弱,但无耐受性及成瘾性。服药后20～30 分钟生效,作用可维持 3～4 小时。

(三)适应证

用于急性上呼吸道炎症、慢性支气管炎、肺结核及肺癌所致的频繁咳嗽。

(四)不良反应

偶有轻度口干、嗜睡等不良反应。

(五)用法和用量

口服:成人,每次 10～30 mg,每天 3 次;儿童,每次 0.5～1.0 mg/kg,每天 3 次。

(六)制剂

片剂:每片 5 mg、10 mg。

（七）贮法

遮光密封保存。

五、苯丙哌林

其他名称：咳快好，咳哌宁，二苯哌丙烷，咳福乐，PIREXYL，BLASCORID。ATC 编码：R05DB02。

（一）性状

常用其磷酸盐，为白色或类白色粉末；微带特臭，味苦。在水中易溶，在乙醇、三氯甲烷或苯中略溶，在乙醚或丙酮中不溶。熔点 148～153 ℃。

（二）药理学

本品为非麻醉性镇咳剂，具有较强镇咳作用。药理研究结果证明，狗口服或静脉注射本品 2 mg/kg 可完全抑制多种刺激引起的咳嗽，其作用较可待因强 2～4 倍。本品除抑制咳嗽中枢外，尚可阻断肺-胸膜的牵张感受器产生的肺-迷走神经反射，并具有罂粟碱样平滑肌解痉作用，故其镇咳作用兼具中枢性和末梢性双重机制。

本品口服易吸收，服后 15～20 分钟即生效，镇咳作用可持续 4～7 小时。本品不抑制呼吸，不引起胆管及十二指肠痉挛或收缩，不引起便秘，未发现耐受性及成瘾性。

（三）适应证

用于治疗急性支气管炎及各种原因如感染、吸烟、刺激物、过敏等引起的咳嗽，对刺激性干咳效佳。有报道本品的镇咳疗效优于磷酸可待因。

（四）不良反应

偶见口干、胃部烧灼感、食欲缺乏、乏力、头晕和药疹等不良反应。

（五）用法和用量

成人，口服，一次 20～40 mg，每天 3 次；缓释片一次 1 片，每天 2 次。儿童用量酌减。

（六）禁忌证

对本品过敏者禁用。

（七）注意

服用时需整片吞服，切勿嚼碎，以免引起口腔麻木。妊娠期妇女应在医师指导下应用。

(八)制剂

片(胶囊)剂:每片(粒)20 mg。泡腾片:每片 20 mg。缓释片剂:每片 40 mg。口服液:10 mg/10 mL、20 mg/10 mL。冲剂:每袋 20 mg。

(九)贮法

密闭、避光保存。

六、二氧丙嗪

其他名称:双氧异丙嗪,克咳敏,Oxymeprazine,PROTHANON。

(一)性状

其盐酸盐为白色至微黄色粉末或结晶性粉末;无臭,味苦。在水中溶解,在乙醇中极微溶解。

(二)药理学

本品具有较强的镇咳作用,并具有抗组胺、解除平滑肌痉挛、抗感染和局部麻醉作用,还可增加免疫功能,尤其是细胞免疫。

(三)适应证

用于慢性支气管炎,镇咳疗效显著。双盲法对照试验指出,本品 10 mg 的镇咳作用约与可待因 15 mg 相当。多于服药后 30～60 分钟显效,作用持续 4～6 小时或更长。尚可用于过敏性哮喘、荨麻疹、皮肤瘙痒症等。未见耐药性与成瘾性。

(四)用法和用量

口服。常用量:每次 5 mg,每天 2 次或 3 次;极量:一次 10 mg,每天 30 mg。

(五)不良反应

常见困倦、乏力等不良反应。

(六)禁忌证

高空作业及驾驶车辆、操纵机器者禁用。治疗量与中毒量接近,不得超过极量。癫痫、肝功能不全者慎用。

(七)制剂

片剂:每片 5 mg。颗粒剂:每袋 3 g(含 1.5 mg 二氧丙嗪)。

七、右美沙芬

其他名称:美沙芬,右甲吗喃,ROMILAR,TUSSADE,SEDATUSS,Moth-orphan。

ATC 编码:R05DA09。

(一)性状

本品氢溴酸盐为白色或类白色结晶性粉末,无味或微苦,溶于水、乙醇,不溶于乙醚。熔点 125 ℃左右。

(二)药理学

本品为吗啡类左吗喃甲基醚的右旋异构体,通过抑制延髓咳嗽中枢而发挥中枢性镇咳作用。其镇咳强度与可待因相等或略强。无镇痛作用,长期应用未见耐受性和成瘾性。治疗剂量不抑制呼吸。

口服吸收好,15～30 分钟起效,作用可维持 3～6 小时。血浆中原形药物浓度很低。其主要活性代谢产物 3-甲氧吗啡烷在血浆中浓度高 $t_{1/2}$ 为 5 小时。

(三)适应证

用于干咳,适用于感冒、急性或慢性支气管炎、支气管哮喘、咽喉炎、肺结核及其他上呼吸道感染时的咳嗽。

(四)用法和用量

口服,成人,每次 10～30 mg,每天 3 次。每天最大剂量 120 mg。

(五)不良反应

偶有头晕、轻度嗜睡、口干、便秘等不良反应。

(六)禁忌证

妊娠 3 个月内妇女及有精神病史者禁用。

(七)注意

妊娠期妇女及痰多患者慎用。

(八)药物相互作用

(1)与奎尼丁、胺碘酮合用,可增高本品的血药浓度,出现中毒反应。

(2)与氟西汀、帕罗西汀合用,可加重本品的不良反应。

(3)与单胺氧化酶抑制剂并用时,可致高热、昏迷等症状。

(4)与其他中枢抑制药合用可增强本品的中枢抑制作用。

(5)酒精可增强本品的中枢抑制作用。

(九)制剂

普通片剂:每片 10 mg、15 mg。分散片:每片 15 mg。缓释片:每片 15 mg、30 mg。胶囊剂:每粒15 mg。颗粒剂:每袋 7.5 mg、15 mg。糖浆剂:每瓶 15 mg(20 mL)、150 mg(100 mL)。注射剂:每支 5 mg。

复方美沙芬片:每片含对乙酰氨基酚 0.5 g、氢溴酸右美沙芬 15 mg、盐酸苯丙醇胺 12.5 mg、氯苯那敏 2 mg。用于流行性感冒、普通感冒及上呼吸道感染,可减轻发烧、咳嗽、咽痛、头痛、周身痛、流涕、打喷嚏、眼部发痒、流泪、鼻塞等症状。口服,每次 1～2 片,每天 3～4 次。12 岁以下儿童遵医嘱服。主要不良反应为嗜睡,偶有头晕、口干、胃不适及一过性转氨酶(ALT)升高。肝病患者慎用。

复方氢溴酸右美沙芬糖浆:每 10 mL 内含氢溴酸右美沙芬 30 mg,愈创甘油醚 0.2 g。

(十)贮法

遮光密闭保存。

八、福米诺苯

其他名称:胺酰苯吗啉,OLEPTAN,NOLEPTAN,FINATEN。

(一)性状

白色或类白色粉末,无臭,味苦,具强烈刺激味。在酸中易溶,在乙醇中略溶,在三氯甲烷中微溶,在水中极微溶解。熔点 206～208 ℃(熔融时分解)。

(二)药理学

本品镇咳特点是抑制咳嗽中枢的同时,具有呼吸中枢兴奋作用。其镇咳作用与可待因接近。呼吸道阻塞和呼吸功能不全者使用本品后,可改善换气功能,使动脉氧分压升高,二氧化碳分压降低。

(三)适应证

用于各种原因引起的慢性咳嗽及呼吸困难。用于小儿顽固性百日咳,奏效较二氢可待因快,且无成瘾性。在某些病例本品还能促进支气管的分泌,降低痰液的黏滞性,有利于咳痰。

(四)用法和用量

口服,每次 80～160 mg,每天 2～3 次。静脉注射,40～80 mg,加入 25％葡萄糖溶液中缓慢注入。

(五)注意

大剂量时可致血压降低。

(六)制剂

片剂:每片 80 mg。注射剂:每支 40 mg(1 mL)。

九、苯佐那酯

其他名称:退嗽,退嗽露,TESSALONTE,VENTUSSIN。
ATC 编码:R05DB01。

(一)性状

本品为淡黄色黏稠液体,可溶于冷水,但不溶于热水。能溶于大多数有机溶剂内。

(二)药理学

本品化学结构与丁卡因相似,故具有较强的局部麻醉作用。吸收后分布于呼吸道,对肺脏的牵张感受器及感觉神经末梢有明显抑制作用,抑制肺-迷走神经反射,从而阻断咳嗽反射的传入冲动,产生镇咳作用。本品镇咳作用强度略低于可待因,但不抑制呼吸,支气管哮喘患者用药后,反能使呼吸加深加快,每分通气量增加。口服后 10～20 分钟开始产生作用,持续 2～8 小时。

(三)适应证

用于急性支气管炎、支气管哮喘、肺炎、肺癌所引起的刺激性干咳、阵咳等,也可用于支气管镜、喉镜或支气管造影前预防咳嗽。

(四)用法和用量

口服,每次 50～100 mg,每天 3 次。

(五)不良反应

有时可引起嗜睡、恶心、眩晕、胸部紧迫感和麻木感、皮疹等不良反应。

(六)禁忌证

多痰患者禁用。

(七)注意

服用时勿嚼碎,以免引起口腔麻木。

(八)制剂

糖衣丸或胶囊剂:每粒 25 mg;50 mg;100 mg。

十、那可丁

其他名称:Noscapine。

ATC 编码:R05DA07。

(一)性状

本品为白色结晶性粉末或有光泽的棱柱状结晶,无臭。常用其盐酸盐。在三氯甲烷中易溶,苯中略溶,乙醇或乙醚中微溶,在水中几乎不溶。熔点 174～177 ℃。

(二)药理学

本品通过抑制肺牵张反射、解除支气管平滑肌痉挛,而产生外周性镇咳作用。尚具有呼吸中枢兴奋作用。无成瘾性。

(三)适应证

用于阵发性咳嗽。

(四)用法和用量

口服,每次 15～30 mg,每天 2～3 次,剧咳可用至每次 60 mg。

(五)不良反应

偶有恶心、头痛、嗜睡等不良反应。

(六)注意

大剂量可引起支气管痉挛。不宜用于多痰患者。

(七)制剂

片剂:每片 10 mg、15 mg。糖浆剂:每瓶 100 mL。

阿斯美胶囊(强力安喘通胶囊):每粒胶囊含那可丁 7 mg,盐酸甲氧那明 12.5 mg,氨茶碱25 mg,氯苯那敏 2 mg。口服,成人,一次 2 粒,每天 3 次;15 岁以下儿童减半。

第四节 祛 痰 药

痰是呼吸道炎症的产物,可刺激呼吸道黏膜引起咳嗽,并可加重感染。祛痰药可稀释痰液或液化黏痰,使之易于咳出。按其作用方式可将祛痰药分为三类。①恶心性祛痰药和刺激性祛痰药:前者如氯化铵、碘化钾、愈创甘油醚、桔梗流浸膏、远志流浸膏等口服后可刺激胃黏膜,引起轻微的恶心,反射性地促进呼吸道腺体分泌增加,使痰液稀释,易于咳出。后者是一些挥发性物质,如桉叶油、安息香酊等加入沸水中,其蒸气亦可刺激呼吸道黏膜,增加腺体分泌,使痰液变稀,易于咳出。②黏痰溶解剂:如氨溴索、乙酰半胱氨酸、沙雷肽酶等可分解痰液的黏性成分如黏多糖和黏蛋白,使黏痰液化,黏滞性降低而易于咳出。③黏液稀释剂:如羧甲司坦、稀化黏素等主要作用于气管、支气管的黏液产生细胞,促其分泌黏滞性低的分泌物,使呼吸道分泌的流变性恢复正常,痰液由黏变稀,易于咳出。

一、氯化铵

其他名称:氯化铔,卤砂,AmmoniumMuriate,SALMAIC。

ATC 编码:G04BA01。

(一)性状

本品为无色结晶或白色结晶性粉末,无臭,味咸、凉。有引湿性。在水中易溶,在乙醇中微溶。

(二)药理学

口服后刺激胃黏膜的迷走神经末梢,引起轻度的恶心,反射性地引起气管、支气管腺体分泌增加。部分氯化铵吸收入血后,经呼吸道排出,由于盐类的渗透压作用而带出水分,使痰液稀释,易于咳出。能增加肾小管氯离子浓度,因而增加钠和水的排出,具利尿作用。口服吸收完全,其氯离子吸收入血后可酸化体液和尿液,并可纠正代谢性碱中毒。

(三)适应证

用于急性呼吸道炎症时痰黏稠不易咳出的病例。常与其他止咳祛痰药配成复方制剂应用。纠正代谢性碱中毒(碱血症)。其酸化尿液作用可使一些需在酸性尿液中显效的药物如乌洛托品产生作用;也可增强汞剂的利尿作用及四环素和青霉素的抗菌作用;还可促进碱性药物如哌替啶、苯丙胺、普鲁卡因的排泄。

(四)用法和用量

(1)祛痰:口服,成人一次 0.3～0.6 g,每天 3 次。

(2)治疗代谢性碱中毒或酸化尿液:静脉滴注,每天 2～20 g,每小时不超过 5 g。

(五)不良反应

(1)吞服片剂或剂量过大可引起恶心、呕吐、胃痛等胃刺激症状,宜溶于水中、餐后服用。

(2)本品可增加血氨浓度,于肝功能不全者可能诱发肝性脑病。

(六)禁忌证

(1)肝、肾功能不全者禁用。

(2)应用过量或长期服用易致高氯性酸中毒,代谢性酸血症患者禁用。

(七)注意

静脉滴注速度过快,可致惊厥或呼吸停止。溃疡病患者慎用。

(八)药物相互作用

(1)与阿司匹林合用,本品可减慢阿司匹林排泄,增强其疗效。

(2)与氯磺丙脲合用,可增强氯磺丙脲的降血糖作用。

(3)与氟卡尼合用,可减弱氟卡尼的抗心律失常作用。

(4)本品可促进美沙酮的体内清除,降低其疗效。

(5)本品可增加氟卡尼的排泄,降低其疗效。

(6)本品不宜与排钾利尿药、磺胺嘧啶、呋喃妥因等合用。

(九)制剂

片剂:每片 0.3 g。注射液:每支 5 g(500 mL)。

二、溴己新

其他名称:溴己铵,必消痰,必嗽平,溴苄环己铵,BISOLVON,BRON-COKIN。

ATC 编码:R05CB02。

(一)性状

本品为鸭嘴花碱经结构改造得到的半合成品,常用其盐酸盐。白色或类白色结晶性粉末;无臭,无味。在乙醇或三氯甲烷中微溶,在水中极微溶解。熔点239～243 ℃。

(二)药理学

本品具有较强的黏痰溶解作用。主要作用于气管、支气管黏膜的黏液产生细胞,抑制痰液中酸性黏多糖蛋白的合成,并可使痰中的黏蛋白纤维断裂,因此使气管、支气管分泌的流变学特性恢复正常,黏痰减少,痰液稀释易于咳出。本品的祛痰作用尚与其促进呼吸道黏膜的纤毛运动及具有恶心性祛痰作用有关。服药后约 1 小时起效,4～5 小时作用达高峰,疗效维持 6～8 小时。

(三)适应证

用于慢性支气管炎、哮喘、支气管扩张、硅沉着病等有白色黏痰又不易咳出的患者。脓性痰患者需加用抗生素控制感染。

(四)用法和用量

口服:成人一次 8～16 mg。肌内注射:一次 4～8 mg,每天 2 次。静脉滴注:每天 4～8 mg,加入 5%葡萄糖氯化钠溶液 500 mL。气雾吸入:一次 2 mL,每天2～3 次。

(五)不良反应

偶有恶心、胃部不适,减量或停药后可消失。严重的不良反应为皮疹、遗尿。

(六)禁忌证

对本药过敏者禁用。

(七)注意

本品宜餐后服用,胃溃疡患者慎用。

(八)药物相互作用

本品能增加阿莫西林、四环素类抗生素在肺内或支气管的分布浓度,合用时能增强抗菌疗效。

(九)制剂

片剂:每片 4 mg、8 mg。注射液:每支 0.2%,2 mg(1 mL)、4 mg(2 mL)。气雾剂:0.2%溶液。

复方氯丙那林溴己新片:含盐酸氯丙那林 5 mg、盐酸溴己新 10 mg、盐酸去氯羟嗪 25 mg。

复方氯丙那林溴己新胶囊:含盐酸氯丙那林 5 mg、盐酸溴己新 10 mg、盐酸去氯羟嗪 25 mg。

三、氨溴索

其他名称:溴环己胺醇,沐舒坦,美舒咳,安布索,百沫舒,平坦,瑞艾乐,兰苏,兰勃素,BRONCHOPRONT,MUCOSOLVAN,LASOLVAN,MUCOVENT,MUSCO,BROMUSSYL,INGTAN,RUIAILE。

ATC 编码:R05CB06。

(一)性状

常用其盐酸盐。白色或类白色结晶性粉末,无臭。溶于甲醇,在水或乙醇中微溶。

(二)药理学

本品为溴己新在体内的活性代谢产物。能促进肺表面活性物质的分泌及气道液体分泌,使痰中的黏多糖蛋白纤维断裂,促进黏痰溶解,显著降低痰黏度,增强支气管黏膜纤毛运动,促进痰液排出。改善通气功能和呼吸困难状况。其祛痰作用显著超过溴己新,且毒性小,耐受性好。

雾化吸入或口服后 1 小时内生效,作用维持 3~6 小时。

(三)适应证

用于急、慢性支气管炎及支气管哮喘、支气管扩张、肺气肿、肺结核、肺尘埃沉着病、手术后的咳痰困难等。注射给药可用于术后肺部并发症的预防及早产儿、新生儿呼吸窘迫综合征的治疗。

本品高剂量(每次 250~500 mg,每天 2 次)有降低血浆尿酸浓度和促进尿酸排泄的作用,可用于治疗痛风。

(四)用法和用量

口服:成人及 12 岁以上儿童每次 30 mg,每天 3 次。长期使用(14 天后)剂量可减半。静脉注射、肌内注射及皮下注射:成人每次 15 mg,每天 2 次。亦可加入生理盐水或葡萄糖溶液中静脉滴注。

(五)不良反应

不良反应较少,仅少数患者出现轻微的胃肠道反应如胃部不适、胃痛、腹泻等。偶见皮疹等变态反应,出现过敏症状应立即停药。

(六)禁忌证

对本品过敏者禁用。

(七)注意

妊娠第 1～3 个月慎用;注射液不应与 pH 大于 6.3 的其他溶液混合。

(八)药物相互作用

(1)本品与阿莫西林、阿莫西林克拉维酸、氨苄西林、头孢呋辛、红霉素、多西环素等抗生素合用,可增加这些抗生素在肺内的分布浓度,增强其抗菌疗效。

(2)本品与 β_2 受体激动剂及茶碱等支气管扩张剂合用有协同作用。

(九)制剂

片剂:每片 15 mg、30 mg。胶囊剂:每粒 30 mg。缓释胶囊:每粒 75 mg。口服溶液剂:每支 15 mg(5 mL)、180 mg(60 mL)、300 mg(100 mL)、600 mg(100 mL)。气雾剂:每瓶 15 mg(2 mL)。注射液:每支 15 mg(2 mL)。

(十)贮法

遮光、密闭保存。

氨溴特罗口服液:每 100 mL(含盐酸氨溴索 150 mg,盐酸克伦特罗 0.1 mg)。一次 20 mL,每天 2 次。

四、溴凡克新

其他名称:溴环己酰胺,BROVAN,BRONQUIMUCIL,BROVAXINE。

(一)药理学

本品亦为溴己新的活性代谢物,可使痰中酸性黏多糖纤维断裂,降低痰液黏度,使其液化而易于咳出,同时改善肺通气功能。本品口服或直肠给药吸收良好,服后 3～4 小时,血浓度达到最高峰。毒性低。

(二)适应证

用于急、慢性支气管炎。

(三)用法和用量

口服,成人每次 15～30 mg,每天 3 次。

(四)制剂

片剂:每片 15 mg、30 mg。

五、乙酰半胱氨酸

其他名称:痰易净,易咳净,富露施,MUCOMYST,AIRBRON,FLUIMUCIL,MUCOFILIN,MUCISOL。

ATC 编码:R05CB01。

(一)性状

本品为白色结晶性粉末,有类似蒜的臭气,味酸,有引湿性。在水或乙醇中易溶。熔点101~107 ℃。

(二)药理学

本品具有较强的黏痰溶解作用。其分子中所含巯基(—SH)能使白色黏痰中的黏多糖蛋白多肽链中的二硫键(—S—S—)断裂,还可通过分解核糖核酸酶,使脓性痰中的 DNA 纤维断裂,故不仅能溶解白色黏痰而且也能溶解脓性痰,从而降低痰的黏滞性,并使之液化,易于咳出。此外,本品进入细胞内后,可脱去乙酰基形成 L-半胱氨酸,参与谷胱甘肽(GSH)的合成,故有助于保护细胞免受氧自由基等毒性物质的损害。

(三)适应证

(1)用于手术后、急性和慢性支气管炎、支气管扩张、肺结核、肺炎、肺气肿等引起的黏稠分泌物过多所致的咳痰困难。

(2)可用于对乙酰氨基酚中毒的解毒及环磷酰胺引起的出血性膀胱炎的治疗。

(四)用法和用量

(1)喷雾吸入:仅用于非应急情况下。临用前用氯化钠溶液使其溶解成10%溶液,每次 1~3 mL,每天 2~3 次。

(2)气管滴入:急救时以 5%溶液经气管插管或气管套管直接滴入气管内,每次 0.5~2 mL,每天2~4 次。

(3)气管注入:急救时以 5%溶液用 1 mL 注射器自气管的甲状软骨环骨膜处注入气管腔内,每次 0.5~2 mL(婴儿每次 0.5 mL,儿童每次 1 mL,成人每次 2 mL)。

(4)口服:成人一次 200 mg,每天 2~3 次。

(五)不良反应

可引起咳呛、支气管痉挛、恶心、呕吐、胃炎等不良反应,减量即可缓解,如遇恶心、呕吐,可暂停给药。支气管痉挛可用异丙肾上腺素缓解。

(六)禁忌证

支气管哮喘者禁用。

(七)注意

(1)本品直接滴入呼吸道可产生大量痰液,需用吸痰器吸引排痰。

(2)不宜与金属、橡皮、氧化剂、氧气接触,故喷雾器须用玻璃或塑料制作。

(3)本品应临用前配制,用剩的溶液应严封贮于冰箱中,48 小时内用完。

(八)药物相互作用

(1)本品可减弱青霉素、四环素、头孢菌素类的抗菌活性,故不宜同时应用;必要时间隔 4 小时交替使用。

(2)与硝酸甘油合用可增加低血压和头痛的发生。

(3)与金制剂合用,可增加金制剂的排泄。

(4)与异丙肾上腺素合用或交替使用可提高药效,减少不良反应。

(5)与碘化油、糜蛋白酶、胰蛋白酶有配伍禁忌。

(九)制剂

片剂:每片 200 mg、500 mg。喷雾剂:每瓶 0.5 g、1 g。颗粒剂:每袋100 mg。泡腾片:每片 600 mg。

六、羧甲司坦

其他名称:羧甲基半胱氨酸,贝莱,费立,卡立宁,康普利,强利灵,强利痰灵,美咳片,CarboxymethylCysteine,MUCODYNE,MUCOTAB,MUCOClS,LOV-ISCOL,TRANSBRONCHIN。

ATC 编码:R05CB03。

(一)性状

本品为白色结晶性粉末,无臭。在热水中略溶,在水中极微溶解,在乙醇或丙酮中不溶,在酸或碱溶液中易溶。

(二)药理学

本品为黏液稀释剂,主要在细胞水平影响支气管腺体的分泌,使低黏度的唾液黏蛋白分泌增加,而高黏度的岩藻黏蛋白产生减少,因而使痰液的黏滞性降低,易于咳出。本品口服有效,起效快,服后 4 小时即可见明显疗效。

(三)适应证

用于慢性支气管炎、支气管哮喘等疾病引起的痰液黏稠、咳痰困难和痰阻气管等。亦可用于防治手术后咳痰困难和肺炎并发症。用于小儿非化脓性中耳炎,有预防耳聋效果。

(四)用法和用量

口服,成人每次 0.25~0.5 g,每天 3 次。儿童每天 30 mg/kg。

(五)不良反应

偶有轻头晕、恶心、胃部不适、腹泻、胃肠道出血、皮疹等不良反应。

(六)注意

(1)本品与强效镇咳药合用,会导致稀化的痰液堵塞气道。
(2)有消化道溃疡病史者慎用。
(3)有慢性肝脏疾病的老年患者应减量。

(七)制剂

口服液:每支 0.2 g(10 mL)、0.5 g(10 mL)。糖浆剂:2%(20 mg/mL)。片剂:每片 0.25 g。泡腾剂:每包 0.25 g。

(八)贮法

密闭,于阴凉干燥处保存。

七、沙雷肽酶

其他名称:舍雷肽酶,达先,敦净,释炎达,DASEN。

(一)性状

从沙雷杆菌提取的蛋白水解酶,稍有特殊臭味的灰白色到淡褐色粉末。

(二)药理学

本品具有很强的抗感染症、消肿胀作用和分解变性蛋白质、缓激肽、纤维蛋白凝块作用,故可加速痰、脓和血肿液化与排出,促进血管、淋巴管对分解物的吸收,改善炎症病灶的循环,从而起到消炎消肿作用,还能增加抗生素在感染灶和血中的浓度,从而增强抗生素的作用。

(三)适应证

用于手术后和外伤后消炎及鼻窦炎、乳腺淤积、膀胱炎、附睾炎、牙周炎、牙槽肿胀等疾病的消炎,还可用于支气管炎、肺结核、支气管哮喘、麻醉后的排痰困难等。国外报道本品可用于治疗儿童耳炎。

（四）用法和用量

口服：成人每次 5～10 mg，每天 3 次，餐后服。

（五）不良反应

偶见黄疸、转氨酶（ALT、AST、γ-GTP）升高、厌食、恶心、呕吐、腹泻等。偶见鼻出血、血痰等出血倾向。偶见皮肤发红，瘙痒、药疹等变态反应。

（六）注意

有严重肝、肾功能障碍和血液凝固异常者慎用。使用本品时应让患者及时咳出痰液，呼吸道插管患者应及时吸出痰液，以防止痰液阻塞呼吸道。

（七）药物相互作用

（1）本品增加青霉素、氨苄西林、磺苄西林等抗生素在感染灶和血中的浓度，增强抗生素的作用。

（2）与抗凝血药合用时，可增强抗凝血药的作用。

（3）与促凝血药合用时可产生部分药理性拮抗作用。

（八）制剂

肠溶片：每片 5 mg（10 000 单位）、10 mg（20 000 单位）。

第五节　平　喘　药

喘息是呼吸系统疾病的常见症状之一，尤多见于支气管哮喘和喘息性支气管炎，是支气管平滑肌痉挛和支气管黏膜炎症引起的分泌物增加和黏膜水肿所致的小气道阻塞的结果。

哮喘的发病机制包括遗传和环境因素，多数人的哮喘发作包括两个时相，即速发相和迟发相。速发相多与Ⅰ型（速发型）变态反应有关。哮喘患者接触抗原后，体内产生抗体免疫球蛋白 E、IgE），并结合于肥大细胞表面，使肥大细胞致敏。再次吸入抗原后，抗原与致敏肥大细胞表面的抗体结合，使肥大细胞裂解脱颗粒，释放变态反应介质如组胺、白三烯 C_4 和 D_4（LTC_4 和 LTD_4）、前列腺素 D_2（PGD_2）、嗜酸性粒细胞趋化因子 A（ECF-A）等。这些介质引起血管通透性增加,黏膜下多种炎性细胞如巨噬细胞、嗜酸性粒细胞和多形核粒细胞浸润,刺激支气管平滑肌痉挛,气道黏膜水肿、黏液分泌增加,从而导致气道狭窄、阻塞,甚至气道构形重建。哮喘的迟发相反应可在夜间出现,是继发于速发相的进展性炎症反应,主要是患者支气管黏膜的 Th2 细胞活化,生成 Th2 型细胞因子,进一步吸引其他炎症细胞如嗜酸性粒细胞到黏膜表面。迟发相的炎症介质有半胱氨酰白三烯,白介素 IL-3、IL-5 和 IL-8,毒性蛋白,嗜酸性粒细胞阳离子蛋白,主要碱性蛋白及嗜酸性粒细胞衍生的神经毒素。这些介质在迟发相反应中起重要作用,毒性蛋白引起上皮细胞的损伤和缺失。此外,腺苷、诱导型 NO 和神经肽也可能涉及迟发相反应。

当支气管黏膜炎症时,中性粒细胞、嗜酸性粒细胞及肥大细胞释放的溶酶体酶、炎性细胞因子产生的活性氧自由基等可损伤支气管上皮细胞,分布在黏膜的感觉传入神经纤维暴露,并使气管上皮舒张因子(EpDRF)生成减少,遇冷空气、灰尘及致敏原刺激时,感觉传入神经通过轴索反射,释放出 P 物质、神经激肽 A 和降钙素基因相关肽(CGRP),引起气道高反应性(bronchial hyperresponsiveness,BHR),则更易诱发和加重喘息。

对哮喘发病机制的解释尚有受体学说,即认为喘息发作时 β 受体功能低下,这可能与哮喘患者血清中存在 β_2 受体的自身抗体,并因此导致肺中 β_2 受体密度降低有关。由于在肺中 β_2 受体密度降低的同时,还发现 α 受体密度增加,故亦有哮喘发病时的 α 受体功能亢进学说。根据哮喘患者的呼吸道对乙酰胆碱具有高反应性,还提出了哮喘发病的 M 胆碱受体功能亢进学说。

平喘药是指能作用于哮喘发病的不同环节,以缓解或预防哮喘发作的药物。常用平喘药可分为以下六类:①β 肾上腺素受体激动剂。②M 胆碱受体拮抗剂。③黄嘌呤类药物。④过敏介质阻释剂。⑤肾上腺糖皮质激素类。⑥抗白三烯类药物。近年来的发展趋势是将上述几类药物制成吸入型制剂或配伍制成复方制剂,以增强呼吸道局部疗效并减少全身用药的不良反应。

一、β 肾上腺素受体激动剂

该类药物,包括非选择性的 β 肾上腺素受体激动剂,如肾上腺素、麻黄碱和异丙肾上腺素;以及选择性 β_2 肾上腺素受体激动剂,如沙丁胺醇、特布他林等。它们主要通过激动呼吸道的 β_2 受体,激活腺苷酸环化酶,使细胞内的环磷腺苷(cAMP)含量增加,游离 Ca^{2+} 减少,从而松弛支气管平滑肌,抑制炎性细胞释放变态反应介质,增强纤毛运动与黏液清除,降低血管通透性,减轻呼吸道水肿,而发挥平喘作用。近些年来还有对 β₂ 受体选择性更强,作用维持时间更久的福莫特罗、沙美特罗、班布特罗等用于临床。本类药物扩张支气管作用强大而迅速,疗效确实,已成为治疗急性哮喘的一线药物。

(一)麻黄碱

麻黄碱是从中药麻黄中提取的生物碱,可人工合成。

其他名称:麻黄素,SANEDRINE,EPHETONIN。

ATC 编码:R01AA03。

1.性状

常用其盐酸盐,为白色针状结晶或结晶性粉末;无臭,味苦。在水中易溶,在乙醇中溶解,在氯仿或乙醚中不溶。熔点 217～220 ℃。

2.药理学

可直接激动肾上腺素受体,也可通过促使肾上腺素能神经末梢释放去甲肾上腺素而间接激动肾上腺素受体,对 α 和 β 受体均有激动作用。①心血管系统:使皮肤、黏膜和内脏血管收缩,血流量减少;冠脉和脑血管扩张,血流量增加。用药后血压升高,脉压加大。使心收缩力增强,心排血量增加。由于血压升高反射性地兴奋迷走神经,故心率不变或稍慢。②支气管:松弛支气管平滑肌;其 α 效应尚可使支气管黏膜血管收缩,减轻充血水肿,有利于改善小气道阻塞。但长期应用反致黏膜血管过度收缩,毛细血管压增加,充血水肿反加重。此外,α 效应尚可加重支气管平滑肌痉挛。③中枢神经系统:兴奋大脑皮层和皮层下中枢,产生精神兴奋、失眠、不安和震颤等。

口服后易自肠吸收,可通过血-脑屏障进入脑脊液。V_d 为 3～4 L/kg,吸收后仅少量脱胺氧化,79% 以原形经尿排泄。作用较肾上腺素弱而持久 $t_{1/2}$ 为 3～4 小时。

3.适应证

预防支气管哮喘发作和缓解轻度哮喘发作,对急性重度哮喘发作效不佳。用于蛛网膜下腔麻醉或硬膜外麻醉引起的低血压及慢性低血压症。治疗各种原因引起的鼻黏膜充血、肿胀引起的鼻塞。

4.用法和用量

(1)支气管哮喘。口服:成人,常用量一次 15～30 mg,每天 45～90 mg;极量,一次 60 mg,每天150 mg。皮下或肌内注射:成人,常用量一次 15～30 mg,每天 45～60 mg;极量,一次 60 mg,每天 150 mg。

(2)蛛网膜下腔麻醉或硬膜外麻醉时维持血压:麻醉前皮下注射或肌内注射

20～50 mg。慢性低血压症,每次口服 20～50 mg,每天 2 次或 3 次。

(3)解除鼻黏膜充血、水肿:以 0.5%～1%溶液滴鼻。

5.不良反应

大量长期使用可引起震颤、焦虑、失眠、头痛、心悸、发热感、出汗等不良反应。晚间服用时,常加服镇静催眠药如苯巴比妥以防失眠。

6.禁忌证

甲状腺功能亢进症、高血压、动脉硬化、心绞痛等患者禁用。

7.注意

短期反复使用可致快速耐受现象,作用减弱,停药数小时可恢复。

8.药物相互作用

麻黄碱与巴比妥类、苯海拉明、氨茶碱合用,通过后者的中枢抑制、抗过敏、抗胆碱、解除支气管痉挛及减少腺体分泌作用。忌与优降宁等单胺氧化酶抑制剂合用,以免引起血压过高。

9.制剂

片剂:每片 15 mg、25 mg、30 mg。注射液:每支 30 mg(1 mL)、50 mg(1 mL)。滴鼻剂:0.5%(小儿)、1%(成人)、2%(检查、手术或止血时用)。

(二)异丙肾上腺素

其他名称:喘息定,治喘灵,Isoproterenol,ISUPREL,ALUDRINE。

ATC 编码:R03AB02。

1.性状

常用其盐酸盐,为白色或类白色结晶性粉末;无臭,味微苦,遇光和空气渐变色,在碱性溶液中更易变色。在水中易溶,在乙醇中略溶,在三氯甲烷或乙醚中不溶。熔点 165～170 ℃。

2.药理学

本品为非选择性肾上腺素 β 受体激动剂,对 β_1 和 β_2 受体均有强大的激动作用,对 α 受体几乎无作用。主要作用如下:①作用于心脏 β_1 受体,使心收缩力增强,心率加快,传导加速,心排血量和心肌耗氧量增加。②作用于血管平滑肌 β_2 受体,使骨骼肌血管明显舒张,肾、肠系膜血管及冠状动脉亦不同程度舒张,血管总外周阻力降低。其心血管作用导致收缩压升高,舒张压降低,脉压变大。③作用于支气管平滑肌 β_2 受体,使支气管平滑肌松弛。④促进糖原和脂肪分解,增加组织耗氧量。

本品口服无效。临床多采用气雾吸入给药,亦可舌下含服,在 2～5 分钟经舌下静脉丛吸收而迅速奏效。其生物利用度为 $80\%～100\%$。有效血浓度为 $0.5～2.5\ mg/mL$,V_d 为 $0.7\ L/kg$。在肝脏与硫酸结合,在其他组织被儿茶酚氧位甲基转移酶甲基化代谢灭活。静脉给药后,尿中排泄原形药物和甲基化代谢产物各占 50%。气雾吸入后,尿中排泄物全部为甲基化代谢产物。

3.适应证

(1)支气管哮喘:适用于控制哮喘急性发作,常气雾吸入给药,作用快而强,但持续时间短。

(2)心脏骤停:治疗各种原因如溺水、电击、手术意外和药物中毒等引起的心脏骤停。必要时可与肾上腺素和去甲肾上腺素配伍使用。

(3)房室传导阻滞。

(4)抗休克:心源性休克和感染性休克。对中心静脉压高、心排血量低者,应在补足血容量的基础上再用本品。

4.用法和用量

(1)支气管哮喘:舌下含服,成人常用量,一次 $10～15\ mg$,每天 3 次;极量,一次 $20\ mg$,每天 $60\ mg$。气雾剂吸入,常用量,一次 $0.1～0.4\ mg$;极量,一次 $0.4\ mg$,每天 $2.4\ mg$。重复使用的间隔时间不应少于2小时。

(2)心搏骤停:心腔内注射 $0.5～1\ mg$。

(3)房室传导阻滞:二度者采用舌下含片,每次 $10\ mg$,每 4 小时 1 次;三度者如心率低于40 次/分时,可用 $0.5～1\ mg$ 溶于 5% 葡萄糖溶液 $200～300\ mL$ 缓慢静脉滴注。

(4)抗休克:以 $0.5～1\ mg$ 加于 5% 葡萄糖溶液 $200\ mL$ 中,静脉滴注,滴速 $0.5～2\ \mu g/min$,根据心率调整滴速,使收缩压维持在 $12.0\ kPa(90\ mmHg)$,脉压在 $2.7\ kPa(20\ mmHg)$以上,心率 120 次/分以下。

5.不良反应

常见心悸、头痛、头晕、喉干、恶心、软弱无力及出汗等不良反应。在已有明显缺氧的哮喘患者,用量过大,易致心肌耗氧量增加,易致心律失常,甚至可致室性心动过速及心室颤动。成人心率超过 120 次/分,小儿心率超过 140～160 次/分时,应慎用。

6.禁忌证

冠心病、心绞痛、心肌梗死、嗜铬细胞瘤及甲状腺功能亢进患者禁用。

7.注意

舌下含服时,宜将药片嚼碎;含于舌下,否则达不到速效。过多、反复应用气雾剂可产生耐受性,此时,不仅 β 受体激动剂之间有交叉耐受性,而且对内源性肾上腺素能递质也产生耐受性,使支气管痉挛加重,疗效降低,甚至增加死亡率。故应限制吸入次数和吸入量。

8.药物相互作用

(1)与其他拟肾上腺素药有相加作用,但不良反应也增多。

(2)与普萘洛尔合用时,可拮抗本品的作用。

(3)三环类抗抑郁药可能增强其作用。

(4)三环类抗抑郁药丙咪嗪、丙卡巴肼合用可增加本品的不良反应。

(5)与洋地黄类药物合用,可加剧心动过速。

(6)钾盐引起血钾增高,增强本品对心肌的兴奋作用,易致心律失常,禁止合用。

(7)与茶碱合用可降低茶碱的血药浓度。

9.制剂

片剂:每片 10 mg。纸片:每片 5 mg。

气雾剂:浓度为 0.25%,每瓶可喷吸 200 次左右,每揿约 0.175 mg。注射液:每支 1 mg(2 mL)。

复方盐酸异丙肾上腺素气雾剂(愈喘气雾剂):每瓶含盐酸异丙肾上腺素 56 mg 和愈创甘油醚 70 mg,按盐酸异丙肾上腺素计算,每次喷雾吸入 0.1~0.4 mg,每次极量 0.4 mg,每天 2.4 mg。

10.贮法

遮光、密闭保存。

(三)沙丁胺醇

其他名称:舒喘灵,索布氨,阿布叔醇,羟甲叔丁肾上腺素,柳丁氨醇,嗽必妥,万托林,爱纳灵,Albuterol,VENTOLIN,PROVENTIL,Sulphate,Saltanol,ETINOLINE。

ATC 编码:R03AC02。

1.性状

常用其硫酸盐。为白色或类白色的粉末;无臭,味微苦。在水中易溶,在乙醇中极微溶解,在乙醚或三氯甲烷中几乎不溶。

2.药理学

本品为选择性 β_2 受体激动剂,能选择性激动支气管平滑肌的 β_2 受体,有较强的支气管扩张作用。于哮喘患者,其支气管扩张作用比异丙肾上腺素强约10倍。抑制肥大细胞等致敏细胞释放变态反应介质亦与其支气管平滑肌解痉作用有关。对心脏的 β_1 受体的激动作用较弱,故其增加心率作用仅及异丙肾上腺素的 1/10。

因不易被消化道的硫酸酯酶和组织中的儿茶酚氧位甲基转移酶破坏,故本品口服有效,作用持续时间较长。口服生物利用度为 30％,服后 15～30 分钟生效,2～4 小时作用达高峰,持续6小时以上。气雾吸入的生物利用度为 10％,吸入后 1～5 分钟生效,1 小时作用达高峰,可持续 4～6 小时,维持时间亦为同等剂量异丙肾上腺素的 3 倍。V_d 为 1 L/kg。大部在肠壁和肝脏代谢,进入循环的原形药物少于 20％。主要经肾排泄。

3.适应证

用于防治支气管哮喘,哮喘型支气管炎和肺气肿患者的支气管痉挛。制止发作多用气雾吸入,预防发作则可口服。

4.用法和用量

口服:成人,每次 2～4 mg,每天 3 次。气雾吸入:每次 0.1～0.2 mg(即喷吸1～2 次),必要时每 4 小时重复 1 次,但 24 小时内不宜超过 8 次,粉雾吸入,成人每次吸入 0.4 mg,每天 3～4 次。静脉注射:一次 0.4 mg,用 5％葡萄糖注射液20 mL 或氯化钠注射液 2 mL 稀释后缓慢注射。静脉滴注:1 次 0.4 mg,用 5％葡萄糖注射液 100 mL 稀释后滴注。肌内注射:一次 0.4 mg,必要时 4 小时可重复注射。

5.不良反应

偶见恶心、头痛、头晕、心悸、手指震颤等不良反应。剂量过大时,可见心动过速和血压波动。一般减量即恢复,严重时应停药。罕见肌肉痉挛,变态反应。

6.禁忌证

对本品及其他肾上腺素受体激动剂过敏者禁用。

7.注意

(1)心血管功能不全、高血压、糖尿病、甲状腺功能亢进患者及妊娠期妇女慎用。

(2)对氟利昂过敏者禁用本品气雾剂。

(3)长期用药亦可形成耐受性,不仅疗效降低,且可能使哮喘加重。

(4)本品缓释片不能咀嚼,应整片吞服。

8.药物相互作用

(1)与其他肾上腺素受体激动剂或茶碱类药物合用,其支气管扩张作用增强,但不良反应也可能加重。

(2)β受体拮抗剂如普萘洛尔能拮抗本品的支气管扩张作用,故不宜合用。

(3)单胺氧化酶抑制剂、三环抗抑郁药、抗组胺药、左甲状腺素等可增加本品的不良反应。

(4)与甲基多巴合用时可致严重急性低血压反应。

(5)与洋地黄类药物合用,可增加洋地黄诱发心动过速的危险性。

(6)在产科手术中与氟烷合用,可加重宫缩无力,引起大出血。

9.制剂

片(胶囊)剂:每片(粒)0.5 mg、2 mg。缓释片(胶囊)剂:每粒 4 mg、8 mg。气雾剂:溶液型,药液浓度 0.2%,每瓶 28 mg,每揿 0.14 mg;混悬型,药液浓度 0.2%(g/g),每瓶 20 mg(200揿),每揿 0.1 mg。粉雾剂胶囊:每粒 0.2 mg;0.4 mg,用粉雾吸入器吸入。注射液:每支 0.4 mg(2 mL)。糖浆剂:4 mg(1 mL)。

(四)特布他林

其他名称:间羟叔丁肾上腺素,间羟舒喘灵,间羟舒喘宁,间羟嗽必妥,叔丁喘宁,比艾,博利康尼,喘康速,BRINCANYL,BRETHINE,BRISTURIN。

ATC 编码:R03AC03

1.性状

常用其硫酸盐,为白色或类白色结晶性粉末;无臭,或微有醋酸味;遇光后渐变色。熔点255 ℃。易溶于水,在甲醇或己醇中微溶,在乙醚、丙酮或三氯甲烷中几乎不溶。

2.药理学

本品为选择性 β_2 受体激动剂,其支气管扩张作用与沙丁胺醇相近。于哮喘患者,本品2.5 mg的平喘作用与 25 mg 麻黄碱相当。动物或人的离体试验证明,其对心脏 β_1 受体的作用极小,其对心脏的兴奋作用比沙丁胺醇小 7~10 倍,仅及异丙肾上腺素的 1/100。但临床应用时,特别是大量或注射给药仍有明显心血管系统不良反应,这除与它直接激动心脏 β_1 受体有关外,尚与其激动血管平滑肌 β_2 受体,舒张血管,血流量增加,通过压力感受器反射地兴奋心脏有关。

口服生物利用度为 15%±6%,约 30 分钟出现平喘作用,有效血浆浓度为 3 μg/mL,血浆蛋白结合率为 25%。因不易被儿茶酚氧位甲基转移酶、单胺氧化酶或硫酸酯酶代谢,故作用持久。2~4 小时作用达高峰,可持续 4~7 小时。V_d 为(1.4±0.4)L/kg。皮下注射或气雾吸入后 5~15 分钟生效,0.5~1 小时作用达高峰,作用维持 1.5~4 小时。

3.适应证

(1)用于支气管哮喘、哮喘型支气管炎和慢性阻塞性肺疾病时的支气管痉挛。

(2)连续静脉滴注本品可激动子宫平滑肌 $β_2$ 受体,抑制自发性子宫收缩和催产素引起的子宫收缩,预防早产。同样原理亦可用于胎儿窒息。

4.用法和用量

口服:成人,每次 2.5~5 mg,每天 3 次,一天中总量不超过 15 mg。静脉注射:一次 0.25 mg,如 15~30 分钟无明显临床改善,可重复注射一次,但 4 小时中总量不能超过 0.5 mg。气雾吸入:成人,每次 0.25~0.5 mg,每天 3~4 次。

5.不良反应

少数病例可见手指震颤、头痛、头晕、失眠、心悸及胃肠障碍,偶见血糖及血乳酸升高。口服 5 mg 时,手指震颤发生率可达 20%~33%。故应以吸入给药为主,只在重症哮喘发作时才考虑静脉应用。

6.禁忌证

禁用于对本品及其他肾上腺素受体激动剂过敏者、严重心功能损害者。

7.注意

高血压病、冠心病、糖尿病、甲状腺功能亢进、癫痫患者及妊娠期妇女慎用。

8.药物相互作用

(1)与其他肾上腺素受体激动药合用可使疗效增加,但不良反应也增多。

(2)β受体阻滞剂如普萘洛尔、醋丁洛尔、阿替洛尔、美托洛尔等可拮抗本品的作用,使疗效降低,并可致严重的支气管痉挛。

(3)与茶碱类药合用,可增加松弛支气管平滑肌作用,但心悸等不良反应也增加。

(4)单胺氧化酶抑制药、三环抗抑郁药、抗组胺药、左甲状腺素等可增加本品的不良反应。

9.制剂

片剂:每片 1.25 mg、2.5 mg、5 mg。胶囊:每粒 1.25 mg、2.5 mg。注射剂:每

支 0.25 mg(1 mL)。气雾剂每瓶 50 mg(200 喷);100 mg(400 喷),每喷 0.25 mg。粉雾剂:0.5 mg(每吸)。

(五)氯丙那林

其他名称:氯喘通,氯喘,喘通,邻氯喘息定,邻氯异丙肾上腺素,soprophenamine,ASTHONE。

1.性状

常用其盐酸盐,为白色或类白色结晶性粉末;无臭,味苦。在水或乙醇中易溶,在三氯甲烷中溶解,在丙酮中微溶,在乙醚中不溶。熔点 165～169 ℃。

2.药理学

本品为选择性 β_2 受体激动剂,但其对 β_2 受体的选择性低于沙丁胺醇。有明显的支气管扩张作用,对心脏的兴奋作用较弱,仅为异丙肾上腺素的 1/3。口服后 15～30 分钟生效,约 1 小时达最大效应,作用持续 4～6 小时。气雾吸入 5 分钟左右即可见哮喘症状缓解。

3.适应证

用于支气管哮喘、哮喘型支气管炎、慢性支气管炎合并肺气肿,可止喘并改善肺功能。

4.用法和用量

口服,每次 5～10 mg,每天 3 次。预防夜间发作可于睡前服 5～10 mg。气雾吸入,每次 6～10 mg。

5.不良反应

用药初 1～3 天,个别患者可见心悸、手指震颤、头痛及胃肠道反应。继续服药,多能自行消失。

6.禁忌证

对本品过敏者禁用。

7.注意

心律失常、高血压、肾功能不全、甲状腺功能亢进及老年患者慎用。

8.药物相互作用

(1)与茶碱类及抗胆碱能支气管扩张药合用,其支气管扩张作用增强,不良反应也增强。

(2)与其他肾上腺素 β_2 受体激动剂有相加作用,但不良反应(如手指震颤等)也增多。

(3)β 受体阻滞剂如普萘洛尔可拮抗本品的作用。

(4)三环类抗抑郁药可能增强其作用。

9.制剂

片剂:每片 5 mg、10 mg。气雾剂:2%溶液。

复方氯喘通(复方氯丙那林)片:每片含盐酸氯丙那林 5 mg、盐酸溴己新 10 mg、盐酸去氯羟嗪 25 mg。用于祛痰、平喘、抗过敏,每次 1 片,每天 3 次。

(六)妥洛特罗

其他名称:喘舒,妥布特罗,丁氯喘,叔丁氯喘通,氯丁喘安,CHLOBAMOL,LOBUTEROL。

ATC 编码:R03CC11。

1.性状

常用其盐酸盐,为白色或类白色的结晶性粉末,无臭,味苦。熔点 161~163 ℃。溶于水、乙醇,微溶于丙酮,不溶于乙醚。

2.药理学

本品为选择性 β_2 受体激动剂,对支气管平滑肌具有较强而持久的扩张作用,对心脏的兴奋作用较弱。离体动物试验证明,本品松弛气管平滑肌作用是氯丙那林的 2~10 倍,而对心脏的兴奋作用是异丙肾上腺素的 1/1 000,作用维持时间较异丙肾上腺素长 10 倍。临床试用表明,本品除有明显的平喘作用外,还有一定的止咳、祛痰作用,而对心脏的兴奋作用极微。一般口服后5~10分钟起效,作用可维持 4~6 小时。

3.适应证

用于防治支气管哮喘、哮喘型支气管炎等。

4.用法和用量

口服,每次 0.5~2 mg,每天 3 次。

5.不良反应

偶有心悸、手指震颤、心动过速、头晕、恶心、胃部不适等反应,一般停药后即消失。偶见变态反应。

6.注意

冠心病、心功能不全、肝功能不全、肾功能不全、高血压、甲状腺功能亢进症、糖尿病患者慎用。

7.药物相互作用

与肾上腺素、异丙肾上腺素合用易致心律失常。与单胺氧化酶抑制药合用

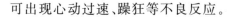

可出现心动过速、躁狂等不良反应。

8.制剂

片剂：每片 0.5 mg、1 mg。

复方妥洛特罗片（复方叔丁氯喘通片）：每片含盐酸妥洛特罗 1.5 mg、盐酸溴己新 15 mg、盐酸异丙嗪 6 mg。每次 1 片，每天 2 次或 3 次。

小儿复方盐酸妥洛特罗片：盐酸妥洛特罗 0.5 mg，盐酸溴己新 5 mg，盐酸异丙嗪 3 mg。

二、M 胆碱受体拮抗剂

迷走神经在维持呼吸道平滑肌张力上具有重要作用。呼吸道的感受器如牵张感受器、刺激感受器的传入和传出神经纤维均通过迷走神经。呼吸道内迷走神经支配的 M 胆碱受体分为三个亚型：①主要位于副交感神经节及肺泡壁内的 M_1 受体，对平滑肌收缩张力的影响较小。②位于神经节后纤维末梢的 M_2 受体，主要通过抑制末梢释放递质乙酰胆碱而起负反馈调节作用。③位于呼吸道平滑肌、气管黏膜下腺体及血管内皮细胞的 M_3 受体，兴奋时可直接收缩平滑肌，使呼吸道口径缩小。哮喘患者 M_3 受体功能亢进，使气管平滑肌收缩、黏液分泌、血管扩张及炎性细胞聚集，从而导致喘息发作；而 M_2 受体功能低下，负反馈失调，胆碱能节后纤维末梢释放乙酰胆碱增加，更加剧呼吸道内平滑肌收缩痉挛。但迄今尚未寻找到理想的选择性 M_3 受体拮抗剂。最早应用的非选择性 M 胆碱受体拮抗剂阿托品虽能解痉止喘，但对呼吸道内 M_1、M_2 及 M_3 受体的拮抗无选择性，对全身其他各组织的 M 胆碱受体亦具有非选择性拮抗作用，可产生广泛而严重的不良反应，使其应用受限。目前所用抗胆碱平喘药均为阿托品的衍生物（如异丙托溴铵等），对呼吸道 M 胆碱受体具有一定的选择性拮抗作用，但对 M 受体各亚型无明显选择性。

（一）异丙托溴铵

其他名称：异丙阿托品，溴化异丙托品，爱全乐，爱喘乐，ATROVENT。

ATC 编码：R03BB01。

1.性状

常用其溴化物，为白色结晶性粉末，味苦。溶于水，略溶于乙醇，不溶于其他有机溶剂。熔点232～233 ℃。

2.药理学

异丙托溴铵是对支气管平滑肌 M 受体有较高选择性的强效抗胆碱药，松弛支气管平滑肌作用较强,对呼吸道腺体和心血管系统的作用较弱。其扩张支气管的剂量仅及抑制腺体分泌和加快心率剂量的 $1/20\sim1/10$。气雾吸入本品 $40~\mu g$ 或 $80~\mu g$ 对哮喘患者的疗效相当于气雾吸入 $2~mg$ 阿托品、$70\sim200~\mu g$ 异丙肾上腺素或 $200~\mu g$ 沙丁胺醇的疗效。用药后痰量和痰液的黏滞性均无明显改变,但国外报道,本品可促进支气管黏膜的纤毛运动,利于痰液排出。本品为季铵盐,口服不易吸收。气雾吸入后 5 分钟左右起效,$30\sim60$ 分钟作用达峰值,维持 $4\sim6$ 小时。

3.适应证

用于缓解慢性阻塞性肺疾病(COPD)引起的支气管痉挛、喘息症状。防治哮喘、尤适用于因用 β 受体激动药产生肌肉震颤、心动过速而不能耐受此类药物的患者。

4.用法和用量

气雾吸入:成人,一次 $40\sim80~\mu g$,每天 $3\sim4$ 次。雾化吸入:成人,一次 $100\sim500~\mu g$(14 岁以下儿童 $50\sim250~\mu g$),用生理盐水稀释到 $3\sim4~mL$,置雾化器中吸入。

5.不良反应

常见口干、头痛、鼻黏膜干燥、咳嗽、震颤。偶见心悸、支气管痉挛、眼干、眼调节障碍、尿潴留。极少见变态反应。

6.禁忌证

禁用于对本品及阿托品类药物过敏者和幽门梗阻者。

7.注意

(1)青光眼、前列腺增生患者慎用。

(2)雾化吸入时避免药物进入眼内。

(3)在窄角青光眼患者,本品与 β 受体激动剂合用可增加青光眼急性发作的危险性。

(4)使用与 β 受体激动剂组成的复方制剂时,须同时注意二者的禁忌证。

8.药物相互作用

其与 β 受体激动药(沙丁胺醇、非诺特罗)、茶碱、色甘酸钠合用可相互增强疗效。金刚烷胺、吩噻嗪类抗精神病药、三环抗抑郁药、单胺氧化酶抑制药及抗组胺药可增强本品的作用。

9.制剂

气雾剂:每喷 $20~\mu g$、$40~\mu g$,每瓶 200 喷($10~mL$)。吸入溶液剂:$2~mL$:异丙

托溴铵 500 μg。

雾化溶液剂:50 μg(2 mL)、250 μg(2 mL)、500 μg(2 mL)、500 μg 20 mL)。

复方异丙托溴铵气雾剂(可必特,Combivent):每瓶 14 g 10 mL),含异丙托溴铵(以无水物计)4 mg、硫酸沙丁胺醇 24 mg,每揿含异丙托溴铵(以无水物计)20 μg、硫酸沙丁胺醇 120 μg。每瓶总揿次为 200 喷。

(二)氧托溴铵

其他名称:溴乙东莨菪碱,氧托品,VENTILAT。

本品为东莨菪碱衍生物。对支气管平滑肌具有较高选择性。作用维持时间较长,可达 8 小时以上。无阿托品的中枢性不良反应,治疗剂量对心血管系统无明显影响。本品为季铵盐,口服不易由胃肠道吸收,须采用气雾吸入给药。用于支气管哮喘、慢性喘息性支气管炎和慢性阻塞性肺病。气雾吸入:成人和学龄儿童每天吸入 2 次,每次 2 揿,每揿约为 100 μg。

三、黄嘌呤类药物

茶碱及其衍生物均能松弛支气管平滑肌,但其作用机制仍未完全阐明。体外试验证明,茶碱能抑制磷酸二酯酶(PDE)活性,使 cAMP 破坏减少,细胞中的 cAMP 水平增高。曾认为这一作用可能与其松弛支气管平滑肌作用有关。然而茶碱抑制磷酸二酯酶的浓度 20 倍高于使支气管平滑肌松弛的浓度,再加上其他很强的磷酸二酯酶抑制剂均无支气管扩张作用,故目前对上述解释有异议,并提出了其他的几种可能性。其一是茶碱的支气管平滑肌松弛作用与其和内源性腺苷 A_1 和 A_2 受体结合,拮抗腺苷的支气管平滑肌收缩作用有关,但不能解释的是 PDE 抑制剂恩丙茶碱有支气管扩张作用,但无腺苷受体拮抗作用。其二是茶碱刺激肾上腺髓质释放内源性儿茶酚胺,间接发挥似肾上腺素作用。其三是茶碱可增强膈肌和肋间肌的收缩力,消除呼吸肌的疲劳。

(一)氨茶碱

其他名称:茶碱乙烯双胺,茶碱乙二胺盐,AMINODUR,Diaphylline,Theophylline,Euphyllin,Ethylenediamine。

ATC 编码:R03DA05。

1.性状

本品为白色至微黄色的颗粒或粉末;易结块;微有氨臭,味苦。在空气中吸收二氧化碳,并分解成茶碱。水溶液呈碱性反应。在水中溶解,在乙醇中微溶,在乙醚中几乎不溶。熔点 269～274 ℃。

2.药理学

本品为茶碱和乙二胺的复合物,含茶碱77%~83%。乙二胺可增加茶碱的水溶性,并增强其作用。主要作用如下:①松弛支气管平滑肌,抑制过敏介质释放。在解痉的同时还可减轻支气管黏膜的充血和水肿。②增强呼吸肌(如膈肌、肋间肌)的收缩力,减少呼吸肌疲劳。③增强心肌收缩力,增加心排血量,低剂量一般不加快心率。④舒张冠状动脉、外周血管和胆管平滑肌。⑤增加肾血流量,提高肾小球滤过率,减少肾小管对钠和水的重吸收,具有利尿作用。⑥中枢神经兴奋作用。

茶碱口服吸收完全,其生物利用度为96%。用药后1~3小时血浆浓度达峰值,有效血浓度为10~20 μg/mL。血浆蛋白结合率约60%。V_d为(0.5 ± 0.16) L/kg。80%~90%的药物在体内被肝脏的混合功能氧化酶代谢。本品的大部分代谢物及约10%原形药均经肾脏排出。正常人$t_{1/2}$为(9.0 ± 2.1)小时,早产儿、新生儿、肝硬化、充血性心功能不全、肺炎、肺心病等$t_{1/2}$延长,如肝硬化患者$t_{1/2}$为7~60小时,急性心功能不全患者$t_{1/2}$为3~80小时。

3.适应证

用于:①支气管哮喘和喘息性支气管炎,与β受体激动剂合用可提高疗效。在哮喘持续状态,常选用本品与肾上腺皮质激素配伍进行治疗。②治疗急性心功能不全和心源性哮喘。③胆绞痛。

4.用法和用量

口服:成人,常用量,每次0.1~0.2 g,每天0.3~0.6 g;极量,一次0.5 g,每天1 g。肌内注射或静脉注射:成人,常用量,每次0.25~0.5 g,每天0.5~1 g;极量,一次0.5 g。以50%葡萄糖注射液20~40 mL稀释后缓慢静脉注射(不得少于10分钟)。静脉滴注:以5%葡萄糖注射液500 mL稀释后滴注。直肠给药:栓剂或保留灌肠,每次0.3~0.5 g,每天1~2次。

5.不良反应

常见恶心、呕吐、胃部不适、食欲减退、头痛、烦躁、易激动、失眠等。少数患者可出现皮肤变态反应。

6.禁忌证

禁用于:①对本品、乙二胺或茶碱过敏者。②急性心肌梗死伴有血压显著降低者。③严重心律失常者。④活动性消化性溃疡者。

7.注意

(1)本品呈较强碱性,局部刺激作用强。口服可致恶心、呕吐。一次口服最大耐受量 0.5 g。餐后服药、与氢氧化铝同服,或服用肠衣片均可减轻其局部刺激作用。肌内注射可引起局部红肿、疼痛,现已极少用。

(2)静脉滴注过快或浓度过高(血浓度>25 μg/mL)可强烈兴奋心脏,引起头晕、心悸、心律失常、血压剧降,严重者可致惊厥。故必须稀释后缓慢注射。

(3)其中枢兴奋作用可使少数患者发生激动不安、失眠等。剂量过大时可发生谵妄、惊厥。可用镇静药对抗。

(4)肝、肾功能不全,甲状腺功能亢进症患者慎用。

(5)可进入胎盘及乳汁,故妊娠期妇女及乳母慎用。

(6)不可露置空气中,以免变黄失效。

8.药物相互作用

(1)红霉素、罗红霉素、四环素类、依诺沙星、环丙沙星、氧氟沙星;克拉霉素、林可霉素等可降低氨茶碱清除率,增高其血药浓度。

(2)苯巴比妥、苯妥英、利福平、西咪替丁、雷尼替丁等可刺激氨茶碱在肝中代谢,使其清除率增加;氨茶碱也可干扰苯妥英的吸收,两者血浆浓度均下降,合用时应调整剂量。

(3)维拉帕米可干扰氨茶碱在肝内的代谢,增加血药浓度和毒性。

(4)氨茶碱可加速肾脏对锂的排泄,降低锂盐疗效。

(5)咖啡因或其他黄嘌呤类药物可增加氨茶碱作用和毒性。

(6)本品可提高心肌对洋地黄类药物的敏感性,合用时后者的心脏毒性增强。

(7)普萘洛尔可抑制氨茶碱的支气管扩张作用。

(8)稀盐酸可减少氨茶碱在小肠吸收。酸性药物可增加其排泄,碱性药物减少其排泄。

(9)静脉输液时,应避免与维生素 C、促皮质激素、去甲肾上腺素、四环素族盐酸盐配伍。

9.制剂

片剂:每片 0.05 g、0.1 g、0.2 g。肠溶片:每片 0.05 g、0.1 g。注射液:①肌内注射用每支0.125 g(2 mL)、0.25 g(2 mL)、0.5 g(2 mL)。②静脉注射用每支 0.25 g(10 mL)。栓剂:每粒0.25 g。

氨茶碱缓释片:每片 0.1 g、0.2 g。每 12 小时口服一次,每次 0.2～0.3 g。

复方长效氨茶碱片:白色外层含氨茶碱 100 mg、氯苯那敏 2 mg、苯巴比妥 15 mg、氢氧化铝 30 mg;棕色内层含氨茶碱和茶碱各 100 mg。外层在胃液内迅速崩解,而呈速效;内层为缓释层,在肠液内缓慢崩解以维持药效。口服,每次1片,每天1或2次。

阿斯美胶囊剂(ASMETON):每粒含氨茶碱25 mg,那可丁7 mg,盐酸甲氧那明12.5 mg,氯苯那敏2 mg。口服,成人一次2粒,每天3次。15岁以下儿童剂量减半。

止喘栓:成人用,每个含氨茶碱0.4 g,盐酸异丙嗪0.025 g,苯佐卡因0.045 g;小儿用,每个含量减半,每次1个,睡前塞入肛门。喘静片:含氨茶碱、咖啡因、苯巴比妥、盐酸麻黄碱、远志流浸膏。每次1~2片,每天3次。极量,每天8片。

10.贮法

密封、避光、存干燥处。

(二)多索茶碱

其他名称:枢维新,ANSIMAR。

ATC 编码:R03DA11。

1.性状

多索茶碱是茶碱的 N-7 位上接 1,3-二氧环戊基-2-甲基的衍生物。本品为白色针状结晶粉末,在水、丙酮、乙酸乙酯、三氯甲烷、苯溶剂中可溶解 1%,加热可溶于甲醇和乙醇,不溶于乙醚和石油醚。

2.药理学

本品对磷酸二酯酶有显著抑制作用。其支气管平滑肌松弛作用较氨茶碱强10~15倍,并有镇咳作用,且作用时间长,无依赖性。本品为非腺苷受体拮抗剂,因此无类似茶碱所致的中枢和胃肠道等肺外系统的不良反应,也不影响心功能。但大剂量给药后可引起血压下降。

3.适应证

用于支气管哮喘、喘息性支气管炎及其他伴支气管痉挛的肺部疾病。

4.用法和用量

口服:每天2片或每12小时1~2粒胶囊,或每天1~3包散剂冲服。急症可先注射100 mg,然后每6小时静脉注射1次,也可每天静脉滴注300 mg。

5.不良反应

少数人用药后可见头痛、失眠、易怒、心悸、心动过速、期前收缩、食欲缺乏、恶心、呕吐上腹不适或疼痛、高血糖及尿蛋白。

6.制剂

片剂:每片 200 mg、300 mg、400 mg。胶囊剂:每粒 200 mg、300 mg。散剂:

每包 200 mg。注射液：每支 100 mg(10 mL)。葡萄糖注射液：每瓶 0.3 g 与葡萄糖 5 g(100 mL)。

(三)二羟丙茶碱

其他名称：喘定,甘油茶碱 Dyphylline,Glyphylline,Neothylline,Lufyllin。
ATC 编码：R03DA01。

1.性状

本品为白色粉末或颗粒,无臭,味苦。在水中易溶,在乙醇中微溶,在三氯甲烷或乙醚中极微溶解。熔点 160~164 ℃。

2.药理学

平喘作用与氨茶碱相似。本品 pH 近中性,对胃肠刺激性较小,口服易耐受。肌内注射疼痛反应轻。心脏兴奋作用仅为氨茶碱的 1/20~1/10。

3.适应证

用于支气管哮喘、喘息性支气管炎,尤适用于伴有心动过速的哮喘患者。亦可用于心源性肺水肿引起的喘息。

4.用法和用量

口服：每次 0.1~0.2 g,每天 3 次。极量,一次 0.5 g,每天 1.5 g。肌内注射：每次 0.25~0.5 g,静脉滴注：用于严重哮喘发作,每天 0.5~1 g 加于 5% 葡萄糖液 1 500~2 000 mL 中滴入。直肠给药：每次 0.25~0.5 g。

5.不良反应

偶有口干、恶心、头痛、烦躁、失眠、易激动、心悸、心动过速、期前收缩、食欲减退、呕吐、上腹不适或疼痛、高血糖及尿蛋白。

6.注意

(1)哮喘急性发作的患者不宜首选本品。

(2)静脉滴注速度过快可致一过性低血压和外周循环衰竭。

(3)大剂量可致中枢兴奋,甚至诱发惊厥,预服镇静药可防止。

7.药物相互作用

(1)与拟交感胺类支气管扩张药合用具有协同作用。

(2)苯妥英钠、卡马西平、西咪替丁、咖啡因及其他黄嘌呤类合用可增强本品的作用和毒性。

(3)克林霉素、林可霉素、大环内酯类及喹诺酮类抗菌药可降低本品的肝脏清除率,使血药浓度升高,甚至出现毒性反应。

(4)碳酸锂加速本品清除,降低本品疗效。本药也可使锂从肾脏排泄增加,影响其疗效。

（5）与普萘洛尔合用可降低本品的疗效。

8.制剂

片剂:每片 0.1 g、0.2 g。注射液:每支 0.25 g（2 mL）。葡萄糖注射液:每瓶 0.25 g 与葡萄糖 5.0 g（100 mL）。栓剂:每粒 0.25 g。

（四）茶碱

其他名称:迪帕米,ETIPRAMID。

ATC 编码:R03DA04,R03DA54,R03DA74,R03DB04。

药理学及适应证同氨茶碱。

茶碱控释片（舒弗美）:含无水茶碱 100 mg。早晚各服 1 次,成人每天 200～400 mg,儿童8～10 mg/kg。茶碱缓释胶囊（茶喘平 THEOVENT-LA）:为无水茶碱的微粒制剂,长效、缓释。口服后在胃肠内吸收慢,约 5 小时达血药浓度峰值。作用持续 12 小时,血药浓度平稳持久。胶囊剂:每粒125 mg、250 mg。口服:成人及 17 岁以上青年,每次 250～500 mg;13～16 岁,每次 250 mg;9～12 岁,每次125～250 mg;6～8 岁,每次 125 mg。每 12 小时服 1 次,餐后服,勿嚼碎。

四、过敏介质阻释剂

以色甘酸钠为代表的抗过敏平喘药,其主要作用是稳定肺组织肥大细胞膜,抑制过敏介质释放;对多种炎性细胞如巨噬细胞、嗜酸性粒细胞及单核细胞活性亦有抑制作用。此外,尚可阻断引起支气管痉挛的神经反射,降低哮喘患者的气道高反应性。

（一）色甘酸钠

其他名称:色甘酸二钠,咽泰,咳乐钠,CromolynSodium,INTAL,NAL-CROM。

1.性状

本品为白色结晶性粉末;无臭,有引湿性,遇光易变色。在水中溶解,在乙醇或氯仿中不溶。

2.药理学

本品无松弛支气管平滑肌作用和 β 受体激动作用,亦无直接拮抗组胺、白三烯等过敏介质作用和抗感染症作用。但在抗原攻击前给药,可预防速发型和迟发型过敏性哮喘,亦可预防运动和其他刺激诱发的哮喘。目前,认为其平喘作用机制可能是通过以下几点。①稳定肥大细胞膜,阻止肥大细胞释放过敏介质:可抑制肺组织肥大细胞中磷酸二酯酶活性,致使肥大细胞中 cAMP 水平增高,减少 Ca^{2+} 向细胞内转运,从而稳定肥大细胞膜,抑制肥大细胞裂解、脱颗粒,阻止组胺、白三烯、5-羟色胺、缓激肽及慢反应物质等过敏介质释放,从而预防变态反应的发生。②直接抑制由于兴奋刺激感受器而引起的神经反射,抑制反射性支气管痉挛。③抑制非特异性支气管高反应性(BHR)。④抑制血小板活化因子(PAF)引起的支气管痉挛。

本品口服极少吸收。干粉喷雾吸入时,其生物利用度约 10%。吸入剂量的80%以上沉着于口腔和咽部,并被吞咽入胃肠道。吸入后 10~20 分钟即达峰血浆浓度(正常人为 14~91 ng/mL,哮喘患者为 1~36 ng/mL)。血浆蛋白结合率为 60%~75%。迅速分布到组织中,特别是肝和肾。V_d 为 0.13 L/kg。血浆 $t_{1/2}$ 为 1~1.5 小时。经胆汁和尿排泄。

3.适应证

支气管哮喘:可用于预防各型哮喘发作。对外源性哮喘疗效显著,特别是对已知抗原的年轻患者疗效更佳。对内源性哮喘和慢性哮喘亦有一定疗效,约半数患者的症状改善或完全控制。对依赖肾上腺皮质激素的哮喘患者,经用本品后可减少或完全停用肾上腺皮质激素。运动性哮喘患者预先给药几乎可防止全部病例发作。一般应于接触抗原前一周给药,但运动性哮喘可在运动前 15 分钟给药。与 β 肾上腺素受体激动剂合用可提高疗效。过敏性鼻炎,季节性花粉症,春季角膜、结膜炎,过敏性湿疹及某些皮肤瘙痒症。溃疡性结肠炎和直肠炎:本品灌肠后可改善症状,内镜检和活检均可见炎症及损伤减轻。

4.用法和用量

(1)支气管哮喘:粉雾吸入,每次 20 mg,每天 4 次;症状减轻后,每天 40~60 mg;维持量,每天 20 mg。气雾吸入,每次 3.5~7 mg,每天 3~4 次,每天最大剂量 32 mg。

(2)过敏性鼻炎:干粉吸入或吹入鼻腔,每次 10 mg,每天 4 次。

(3)季节性花粉症和春季角膜、结膜炎:滴眼,2%溶液,每次 2 滴,每天数次。

(4)过敏性湿疹、皮肤瘙痒症:外用 5%~10%软膏。

(5)溃疡性结肠炎、直肠炎:灌肠,每次 200 mg。

5.不良反应

少数患者因吸入的干粉刺激,出现口干、咽喉干痒、呛咳、胸部紧迫感,甚至诱发哮喘,预先吸入 β 肾上腺素受体激动剂可避免其发生。

6.禁忌证

对本品过敏者禁用。

7.注意

(1)原来用肾上腺皮质激素或其他平喘药治疗者,用本品后应继续用原药至少1周或至症状明显改善后,才能逐渐减量或停用原用药物。

(2)获明显疗效后,可减少给药次数。如需停药,亦应逐步减量后再停。不能突然停药,以防哮喘复发。

(3)用药过程中如遇哮喘急性发作,应立即改用其他常规治疗如吸入β肾上腺素受体激动剂等,并停用本品。

(4)肝、肾功能不全者和妊娠期妇女慎用。

8.制剂

粉雾剂胶囊:每粒20 mg,装于专用喷雾器内吸入。气雾剂:每瓶700 mg(200揿),每揿3.5 mg。软膏:5%～10%。滴眼剂:0.16 g/8 mL(2%)。

9.贮法

本品有吸湿性,应置避光干燥处保存。

(二)酮替芬

其他名称:噻喘酮,甲哌噻庚酮,Benzocycioheptathiophene,ZADITEN,ZASTEN。

ATC编码:R06AX17。

1.性状

常用其富马酸盐,为类白色结晶性粉末;无臭,味苦。在甲醇中溶解,在水或乙醇中微溶,在丙酮或三氯甲烷中极微溶解。熔点191～195 ℃。

2.药理学

本品为强效抗组胺和过敏介质阻释剂。本品不仅能抑制抗原诱发的人肺和支气管组织肥大细胞释放组胺和白三烯等炎症介质,还可抑制抗原、血清或钙离子介导的人嗜碱性粒细胞及中性粒细胞释放组胺及白三烯。还有强大的 H_1 受体拮抗作用。此外,本品还抑制哮喘患者的气道高反应性,但其不改变痰的性质,亦不影响黏液纤毛运动。

口服迅速从胃肠道吸收,3～4小时达血药浓度峰值,作用持续时间较长,每天仅需给药2次。

3.适应证

支气管哮喘,对过敏性、感染性和混合性哮喘均有预防发作效果。喘息性支气管炎、过敏性咳嗽。过敏性鼻炎、过敏性结膜炎及过敏性皮炎。

4.用法和用量

(1)口服：①片剂，成人及儿童均为每次 1 mg，每天 2 次，早、晚服用。②小儿可服其口服溶液，每天 1～2 次(一次量：4～6 岁，2 mL；6～9 岁，2.5 mL；9～14 岁，3 mL)。

(2)滴鼻：一次 1～2 滴，每天 1～3 次。

(3)滴眼：滴入结膜囊，每天 2 次，一次 1 滴，或每 8～12 小时滴 1 次。

5.不良反应

口服或滴鼻后可见镇静、嗜睡、疲倦、乏力、头晕、口(鼻)干等不良反应，少数患者出现变态反应，表现为皮肤瘙痒、皮疹、局部水肿等。

6.禁忌证

禁用于对本品过敏者。

7.注意

(1)妊娠期妇女慎用。3 岁以下儿童不推荐使用。

(2)用药期间不宜驾驶车辆、操作精密机器、高空作业等。

(3)出现严重不良反应时，可暂将本品剂量减半，待不良反应消失后再恢复原剂量。

(4)应用本品滴眼期间不宜佩戴隐形眼镜。

8.药物相互作用

(1)本品与抗组胺药有协同作用。

(2)与酒精及镇静催眠药合用可增强困倦、乏力等症状，应避免合用。

(3)与抗胆碱药合用可增加后者的不良反应。

(4)与口服降血糖药合用时，少数糖尿病患者可见血小板数减少，故二者不宜合用。

(5)本品抑制齐多夫定肝内代谢，避免合用。

9.制剂

片剂：每片 0.5 mg、1 mg。胶囊剂：每粒 0.5 mg、1 mg。口服溶液：1 mg(5 mL)。滴鼻液：15 mg(10 mL)。滴眼液：2.5 mg(5 mL)。

五、肾上腺皮质激素

肾上腺糖皮质激素是目前最为有效的抗变态反应炎症药物，已作为一线平喘药物用于临床。其平喘作用机制：①抑制参与炎症反应的免疫细胞如 T 或

B淋巴细胞、巨噬细胞、嗜酸性粒细胞的活性和数量。②干扰花生四烯酸代谢,减少白三烯和前列腺素的合成。③抑制炎性细胞因子如白细胞介素(IL-1β)、肿瘤坏死因子(TNF-α)及干扰素(IFN-γ)等的生成。④稳定肥大细胞溶酶体膜,减少细胞黏附分子、趋化因子等炎性介质的合成与释放。⑤增强机体对儿茶酚胺的反应性,减少血管渗出及通透性。此外还可能与抑制磷酸二酯酶,增加细胞内cAMP含量,增加肺组织中β受体的密度,具有黏液溶解作用等有关。

根据哮喘患者病情,糖皮质激素类给药方式可有以下两种。①全身用药:当严重哮喘或哮喘持续状态经其他药物治疗无效时,可通过口服或注射给予糖皮质激素控制症状,待症状缓解后改为维持量,直至停用。常用泼尼松、泼尼松龙及地塞米松。②局部吸入:为避免长期全身用药所致的严重不良反应,目前多采用局部作用强的肾上腺糖皮质激素如倍氯米松、布地奈德、氟替卡松等气雾吸入。因上述两种方式给药后均需潜伏期,即在哮喘急性发作时不能立即奏效,故应作为预防性平喘用药或与其他速效平喘药联合应用。

(一)倍氯米松

其他名称:倍氯松,必可酮,双丙酸酯,二丙酸倍氯松,AKDECIN,Proctisone,BECONASE,BE COTIDE。

ATC编码:R03BA01。

1.性状

本品为倍氯米松的二丙酸酯。白色或类白色粉末,无臭。在丙酮或三氯甲烷中易溶,在甲醇中溶解,在酒精中略溶,在水中几乎不溶。

2.药理学

本品是局部应用的强效肾上腺糖皮质激素。因其亲脂性强,气雾吸入后,可迅速透过呼吸道和肺组织而发挥平喘作用。其局部抗感染、抗过敏疗效是泼尼松的75倍,是氢化可的松的300倍。每天200～400 μg即能有效地控制哮喘发作,平喘作用可持续4～6小时。

本品气雾吸入方式给药后,进入呼吸道并经肺吸收入血,其生物利用度为10%～20%。另有部分沉积于咽部,咽下后在胃肠道吸收,40%～50%经肝脏首过效应灭活。本品在循环中由肝脏连续代谢而逐渐减少。因其含有亲脂性基团利于透过肝细胞膜,更易与细胞色素P450药物代谢酶结合,故具有较高清除率,较口服用药的糖皮质激素类高3～5倍,因而全身不良反应较小。V_d为0.3 L/kg。$t_{1/2}$为3小时,肝脏疾病时可延长。其代谢产物70%经胆汁、10%～15%经尿排泄。

3.适应证

本品吸入给药可用于慢性哮喘患者;鼻喷用于过敏性鼻炎;外用治疗过敏所致炎症性皮肤病如湿疹、神经性或接触性皮炎、瘙痒症等。

4.用法和用量

气雾吸入,成人开始剂量每次 $50\sim200~\mu g$,每天 2 次或 3 次,每天最大剂量 1 mg。儿童用量依年龄酌减,每天最大剂量 0.8 mg。长期吸入的维持量应个体化,以减至最低剂量又能控制症状为准。

粉雾吸入,成人每次 $200~\mu g$,每天 $3\sim4$ 次。儿童每次 $100~\mu g$,每天 2 次或遵医嘱。

5.不良反应

少数患者发生声音嘶哑和口腔咽喉部念珠菌感染。每次用药后漱口,不使药液残留于咽喉部可减少发病率。

6.注意

(1)在依赖口服肾上腺皮质激素的哮喘患者,由于本品奏效较慢,在吸入本品后,仍需继续口服肾上腺皮质激素,数天后再逐渐减少肾上腺皮质激素的口服量。

(2)哮喘持续状态患者,因不能吸入足够的药物,疗效常不佳,不宜用。

(3)长期大量吸入时(每天超过 1 000 μg),仍可抑制下丘脑-垂体-肾上腺皮质轴,导致继发性肾上腺皮质功能不全等不良反应。

(4)活动性肺结核患者慎用。

7.制剂

气雾剂:每瓶 200 喷(每喷 50 μg、80 μg、100 μg、200 μg、250 μg);每瓶 80 喷(每喷 250 μg)。粉雾剂胶囊:每粒 50 μg、100 μg、200 μg。喷鼻剂:每瓶 10 mg(每喷 50 μg)。软膏剂:2.5 mg/10 g。霜剂:2.5 mg/10 g。

(二)布地奈德

其他名称:普米克,普米克令舒,英福美,PULMICORT, PULMICORTRESPULES,INFLAMMIDE。

ATC 编码:R03BA02。

1.性状

本品为白色或类白色粉末,无臭,几乎不溶于水,略溶于乙醇,易溶于二氯甲烷。

2.药理学

本品是局部应用的不含卤素的肾上腺糖皮质激素类药物。因与糖皮质激素受体的亲和力较强,故局部抗感染作用更强,约为丙酸倍氯米松的 2 倍,氢化可的松的 600 倍。其肝脏代谢清除率亦高,成人消除 $t_{1/2}$ 约为 2 小时,儿童约 1.5 小时,因而几无全身肾上腺皮质激素作用。

3.适应证

用于肾上腺皮质激素依赖性或非依赖性支气管哮喘及喘息性支气管炎患者,可有效地减少口服肾上腺皮质激素的用量,有助于减轻肾上腺皮质激素的不良反应。用于慢性阻塞性肺疾病。

4.用法和用量

气雾吸入:成人,开始剂量每次 $200\sim800\ \mu g$,每天 2 次,维持量因人而异,通常为每次 $200\sim400\ \mu g$,每天 2 次;儿童,开始剂量每次 $100\sim200\ \mu g$,每天 2 次,维持量亦应个体化,以减至最低剂量又能控制症状为准。

5.不良反应

吸入后偶见咳嗽、声音嘶哑和口腔咽喉部念珠菌感染。每次用药后漱口,不使药液残留于咽喉部可减少发病率。偶有变态反应,表现为皮疹、荨麻疹、血管神经性水肿等。极少数患者喷鼻后,出现鼻黏膜溃疡和鼻中隔穿孔。

6.禁忌证

对本品过敏者。中度及重度支气管扩张症患者。

7.注意

活动性肺结核及呼吸道真菌、病毒感染者慎用。

8.制剂

气雾剂:每瓶 10 mg(100 喷、200 喷),每喷 100 μg、50 μg;每瓶 20 mg(100 喷),每喷 200 μg;每瓶60 mg(300 喷),每喷 200 μg。粉雾剂:每瓶 20 mg、40 mg,每喷 200 μg。

(三)氟替卡松

其他名称:辅舒酮,辅舒良,FLOVENT,FLIXOTIDE,FLIXONASE。

ATC 编码:R03BA05。

1.药理学

本品为局部用强效肾上腺糖皮质激素药物。其脂溶性在目前已知吸入型糖皮质激素类药物中为最高,易于穿透细胞膜与细胞内糖皮质激素受体结合,与受体具有高度亲和力。本品在呼吸道内浓度和存留时间较长,故其局部抗感染活性更强。吸入后 30 分钟作用达高峰,起效较布地奈德快 60 分钟。口服生物利用度仅为 21%,分别是布地奈德的 1/10 和倍氯米松的 1/20。肝清除率亦高,吸收后大部分经肝脏首过效应转化成为无活性代谢物,消除半衰期为 3.1 小时。全身不良反应在常规剂量下很少。

2.适应证

雾化吸入用于慢性持续性哮喘的长期治疗,亦可治疗过敏性鼻炎。

3.用法和用量

(1)支气管哮喘:雾化吸入。成人和 16 岁以上青少年起始剂量:①轻度持续,每天 200~500 μg,分 2 次给予。②中度持续,每天 500~1 000 μg,分 2 次给予。③重度持续,每天 1 000~2 000 μg,分 2 次给予。16 岁以下儿童起始剂量,根据病情及身体发育情况酌情给予,每天 100~400 μg;5 岁以下每天 100~200 μg。维持量亦应个体化,以减至最低剂量又能控制症状为准。

(2)过敏性鼻炎:鼻喷,一次 50~200 μg,每天 2 次。

4.制剂

气雾剂:每瓶 60 喷、120 喷(每喷 25 μg、50 μg、125 μg、250 μg)。喷鼻剂:每瓶 120 喷(每喷 50 μg)。

舒利迭复方干粉吸入剂(SERETIDE):每瓶 60 喷、120 喷(每喷含昔萘酸沙美特罗/丙酸氟替卡松分别为 50 μg/100 μg、50 μg/250 μg、50 μg/500 μg)。

第六节　助消化药

一、胰酶

(一)作用与特点

为多种酶的混合物,主要为胰蛋白酶,胰淀粉酶和胰脂肪酶。本品在中性或弱碱性环境中活性较强,促进蛋白质和淀粉的消化,对脂肪亦有一定的消化作用。

(二)适应证

本品主要用于消化不良、食欲缺乏及肝、胰腺疾病引起的消化障碍。

（三）用法与用量

每次 0.3～0.6 g，每天 3 次，饭前服。

（四）不良反应与注意事项

不宜与酸性药物同服。与等量碳酸氢钠同服可增加疗效。

（五）制剂与规格

肠溶片：0.3 g，0.5 g。

（六）医保类型及剂型

乙类：口服常释剂。

二、慷彼申片

（一）作用与特点

本品可取代和补充人体本身分泌之消化酶，刺激胃和胰之天然分泌，对消化食物有重大的作用。米曲菌酶促使蛋白质及糖类在胃及十二指肠降解。在空肠及回肠中释放出的胰酶继续完成食物蛋白质、糖类及脂肪的降解。所包含的植物性酶和动物性胰酶，能在任何不同的酸碱度中发挥其最佳的效果。

（二）适应证

肠胃之消化酶不足，消化不良，受胆囊、肝或胰腺病影响而引起之消化失常。其他药物所引起的肠胃不适。高龄所致消化功能衰退。促进病后初愈，尤其是传染病或手术后之消化功能障碍，促进食物吸收，帮助咀嚼功能受限或食物限制等特种病情之消化能力。

（三）用法与用量

每次 1～2 片，进食时服用。如未见效，剂量可加倍。

（四）不良反应与注意事项

急性胰腺炎和慢性胰腺炎的急性发作期禁用。

（五）制剂与规格

糖衣片：每片含胰酶 220 mg、脂肪酶 7 400 U、蛋白酶 420 U、淀粉酶 7 000 U、米曲菌中提取的酶 120 mg、纤维素酶 70 U、蛋白酶 10 U、淀粉酶 170 U。

第七节　胰岛素及口服降糖药

　　糖尿病是由于胰岛素分泌和/或作用缺陷导致的糖、脂肪、蛋白质代谢紊乱，出现以高血糖为特征的慢性、全身性疾病。可分为 1 型糖尿病、2 型糖尿病、妊娠期糖尿病和其他类型糖尿病4 类。其中 1 型和 2 型占总数的 95% 以上，尤其是 2 型糖尿病最为多见。糖尿病药物治疗的目的是控制血糖、纠正代谢紊乱，防止或延缓各种并发症，降低病死率，提高生活质量。临床常用药物有胰岛素和口服降血糖药两类。

一、胰岛素

　　胰岛素是由胰岛 B 细胞合成、分泌的一种多肽类激素，药用胰岛素有动物胰岛素（从猪、牛的胰腺中提取）和人胰岛素（通过基因重组技术生产）两类。胰岛素口服易被消化酶破坏，故必须注射给药。皮下注射吸收快，与血浆蛋白结合率低于 10%，主要在肝、肾经水解灭活，$t_{1/2}$ 短。但胰岛素与组织结合后，作用可维持数小时。为延长其作用时间，可用碱性蛋白质与之结合，并加入微量锌使其稳定，制成中效和长效制剂。中，长效制剂均为混悬剂，不能静脉注射。另外，现在已研制出非注射用的胰岛素制剂，如胰岛素喷雾剂。

　　常用注射用胰岛素制剂的分类及特点见表 4-1。

表 4-1　常用注射用胰岛素制剂的分类及特点

分类	药物	注射途径	作用时间（h）			给药时间
			开始	高峰	维持	
短效	正规胰岛素	静脉注射	立即	1/2	2	饭前 0.5 小时注射，3～4 次/天
		皮下注射	1/2～1	2～4	6～8	
中效	低精蛋白锌胰岛素	皮下注射	3～4	8～12	18～24	早餐前 0.5 小时注射 1 次，必要时晚餐前加 1 次
	珠蛋白锌胰岛素	皮下注射	2～4	6～10	12～18	
长效	精蛋白锌胰岛素	皮下注射	3～6	16～18	24～36	早餐前或晚餐前 1 小时注射

（一）作用

胰岛素对代谢过程有广泛影响。

1.降低血糖

胰岛素可加速葡萄糖的无氧酵解和有氧氧化,促进糖原的合成及储存;抑制糖原分解及糖异生,从而降低血糖。

2.促进脂肪合成

胰岛素能促进脂肪合成,抑制脂肪分解,减少游离脂肪酸和酮体的生成。

3.促进蛋白质合成

胰岛素可增加氨基酸的转运和促进蛋白质合成,抑制蛋白质的分解。

4.促进 K^+ 转运

促进 K^+ 从细胞外进入细胞内,降低血 K^+,增加细胞内 K^+ 浓度。

（二）用途

1.糖尿病

胰岛素对各型糖尿病均有效。主要用于:①1 型糖尿病(胰岛素依赖型糖尿病);②出现并发症,如酮症酸中毒、高渗性昏迷;③2 型糖尿病经饮食控制和口服降血糖药治疗失败者;④出现并发症,如严重感染、高热、创伤及分娩等。

2.纠正细胞内缺钾

与氯化钾、葡萄糖组成极化液(GIK),用于防治心肌梗死时的心律失常。此外,胰岛素还可与 ATP、辅酶 A 组成能量合剂,用于心、肝、肾疾病的辅助治疗。

胰岛素的作用和用途见图 4-1。

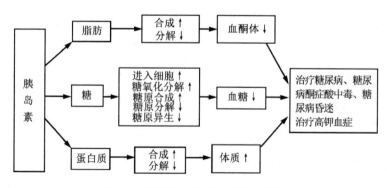

图 4-1　胰岛素的作用和用途示意图

(三)不良反应及应用注意

1.低血糖反应

多为胰岛素过量或未能按时进餐所致。胰岛素能迅速降低血糖,出现饥饿感、出汗、心悸、震颤等症状,严重者可引起昏迷、惊厥及休克,甚至死亡。低血糖反应的防治:①用药与进餐配合。②发生低血糖时应及时处理,轻微者可进食少量饼干、面包等,严重低血糖时应立即静脉注射50%葡萄糖。长效胰岛素降低血糖作用缓慢,一般不出现上述症状,而主要表现为头痛、精神情绪失常和运动障碍。

为防止低血糖反应引起严重后果,应向患者宣传防治知识,以便及早发现并采取摄食或饮糖水等措施。低血糖性昏迷必须与酮症酸中毒性昏迷及非酮症糖尿病昏迷相鉴别。

2.变态反应

一般反应为皮疹、血管神经性水肿,偶有过敏性休克。因多数为牛胰岛素所致,可改用猪胰岛素或人胰岛素。

3.局部反应

表现为红肿、皮下结节或皮下脂肪萎缩:见于多次肌内注射部位,人胰岛素则较少见。应有计划地更换注射部位,可尽量减少组织损伤及避免吸收不良。

4.胰岛素耐受性

机体对胰岛素的敏感性降低称为胰岛素耐受性,又称胰岛素抵抗,分为两型。①急性型:常由于创伤、感染、手术、情绪激动等应激状态引起,血中抗胰岛素物质增多,需短时间内增加大剂量胰岛素,并纠正酸碱平衡和电解质紊乱,常可取得较好疗效。②慢性型:与体内产生胰岛素抗体或体内胰岛素数目减少等有关,宜更换胰岛素制剂或加用口服降血糖药。

5.药物相互作用

肾上腺皮质激素、噻嗪类利尿药、胰高血糖素等均可升高血糖浓度,合用时可降低胰岛素的降糖作用;普萘洛尔等β受体阻滞剂与胰岛素合用则可增加低血糖的危险,并可掩盖低血糖的某些症状,延长低血糖时间,故应注意调整胰岛素用量。华法林、水杨酸盐、磺胺类药、甲氨蝶呤等可与胰岛素竞争血浆蛋白结合,从而增加血中游离型胰岛素而增强作用。

6.应用胰岛素注意事项

必须注意定期检查尿糖、血糖、肾功能、眼底视网膜血管、血压和心电图等,以便了解病情及并发症。

二、口服降糖药

(一)胰岛素促泌药

胰岛素促泌药主要有磺酰脲类和苯甲酸类(格列奈类)。磺酰脲类第一代有甲苯磺丁脲和氯磺丙脲,第二代常用的有格列本脲(优降糖)、格列齐特(达美康)、格列喹酮(糖适平)、格列吡嗪(美吡达)、格列美脲。苯甲酸类主要有瑞格列奈和那格列奈。

1.磺酰脲类

磺酰脲类口服吸收迅速而完全,与血浆蛋白结合率很高,故起效慢,维持时间长。多数药物在肝脏代谢并经肾脏排泄,但格列喹酮经肾排出小于 5%。

磺酰脲类的药动学特点见表 4-2。

表 4-2　磺酰脲类的药动学特点

药物	$t_{1/2}$ (h)	24 小时肾排泄率 (%)	蛋白结合率 (%)	作用时间 (h)	等效剂量 (mg)	日用次数 (次/天)
甲苯磺丁脲	5	100	95	6~12	1 000	2~3
氯磺丙脲	35	80	90	24~72	250	1
格列本脲	6	65	99	16~24	5	1~2
格列吡嗪	4	75	95	12~24	705	1~2
格列齐特	12			12~24	80	1~2
格列喹酮	1.5	<5			30	1~2
格列美脲	5	60	99.5		2	1~2

(1)作用。①降血糖作用:其作用主要是通过促进已合成的胰岛素释放入血而发挥降血糖作用,对胰岛素的合成无影响,因此,对胰腺尚有一定胰岛素合成能力的患者有效,对 1 型糖尿病及胰腺切除者单独应用无效。②抗利尿作用:氯磺丙脲能促进抗利尿激素分泌,减少水的排泄。③对凝血功能的影响:格列齐特能降低血小板黏附力,刺激纤溶酶原的合成,恢复纤溶活性,改善微循环,对预防或减轻糖尿病患者微血管并发症有一定作用。

(2)用途。①糖尿病:用于 2 型糖尿病;胰岛功能尚存且单用饮食控制无效者;用于对胰岛素产生耐受者,可减少胰岛素的用量。②尿崩症:氯磺丙脲可使尿量减少,与氢氯噻嗪合用可提高疗效。

(3)不良反应及应用注意。①常见不良反应:胃肠不适、恶心、腹痛、腹泻,以及皮肤过敏。也可致黄疸及肝损害,应定期检查肝功能。②少数人出现粒细胞、血小板减少,应定期检查血常规。③低血糖反应:药物过量可发生持续性低血糖,老年人及肝、肾功能不良者尤易发生。格列本脲、格列齐特等第二代药物较少引起低血糖。④中枢神经系统反应:大剂量氯磺丙脲可引起精神错乱、嗜睡、眩晕和共济失调等症状。⑤其他:本类药大部分从肾排泄会加重肾负担,应注意多饮水。格列喹酮主要随胆汁经消化道排泄,所以轻,中度肾功能不良者应选用格列喹酮。⑥药物相互作用:磺酰脲类血浆蛋白结合率很高,因此可与其他药物(如磺胺类药、青霉素、吲哚美辛、双香豆素等)竞争与血浆蛋白结合,使其游离型药物浓度上升而引起低血糖反应。药酶抑制剂如氯霉素、西咪替丁等也能增强磺酰脲类的降糖作用。此外,氢氯噻嗪、糖皮质激素、口服避孕药,苯妥英钠、利福平等因抑制胰岛素释放,拮抗胰岛素作用或诱导肝约酶而降低磺酰脲类药的疗效。

2.苯甲酸类

瑞格列奈和那格列奈为苯甲酸类药,其作用机制同磺脲类,特点是促进胰岛素分泌,起效快,餐时或餐后立即服药,在餐后血糖升高时恰好促进胰岛素分泌增多,故又称速效餐时血糖调节剂。本类药维持时间短,在空腹时不再刺激胰岛素分泌,既可降低餐后血糖,又极少发生低血糖。适用于 2 型糖尿病降低餐后血糖,与双胍类药有协同作用;瑞格列奈经肾排泄仅 8%,主要随胆汁经消化道排泄,故可用于轻、中度肾功能不良者。

(二)胰岛素增敏药

噻唑烷二酮类(格列酮类)为胰岛素增敏药,常用药物有罗格列酮、吡格列酮等。

罗格列酮(文迪雅)和吡格列酮(安可妥)除能特异性提高机体(肝脏、肌肉和脂肪组织)对胰岛素的敏感性外,还可保护胰岛 β 细胞功能,有效降低血糖、血脂,对大血管亦有保护作用,是治疗伴有胰岛素抵抗的 2 型糖尿病的一线用药。无论是单独(较弱)还是联合用药(可与磺酰脲类或二甲双胍合用)都能取得较好的降糖效果,但无内源性胰岛素存在时无效。

主要不良反应是损害肝功能,用药前需检查肝功能,转氨酶升高超过正常上限 2.5 倍者禁用。用药期间定期检查肝功能,用药第 1 年每 2 个月 1 次,以后每 6 个月 1 次。此外,本类药可致体重增加。心功能不全者禁用或慎用。

(三)双胍类

主要有二甲双胍。

1.作用和用途

二甲双胍对 2 型糖尿病有降血糖作用,对正常人血糖几无影响,不会引起低血糖。作用机制:①增强机体组织对胰岛素的敏感性(即促进组织细胞对葡萄糖的摄取和利用)。②减少肝脏产生葡萄糖。③抑制肠道对葡萄糖的吸收,从而有效降低血糖。④改善糖尿病患者的血管功能。主要用于 2 型糖尿病,尤其是肥胖型(首选,兼有减肥效果)。

2.不良反应及应用注意

(1)胃肠道反应:主要是食欲缺乏、恶心、呕吐、腹泻、口苦、金属味等,饭后服可减轻,减量或停药后即消失。

(2)乳酸血症:因促进糖无氧酵解,产生乳酸,尤其在肝、肾功能不全及心力衰竭等缺氧情况下,易诱发乳酸性酸中毒(苯乙双胍的发生率比二甲双胍高10 倍,故前者已基本不用),可危及生命。

(3)禁忌证:肝、肾功能不良者禁用。

(四)α-葡萄糖苷酶抑制药

其中主要为阿卡波糖,伏格列波糖。

1.作用和用途

阿卡波糖、伏格列波糖为新型的口服降血糖药。作用机制:通过竞争性抑制小肠葡萄糖苷酶的活性,使淀粉类转化为单糖的过程减慢,从而延缓葡萄糖的吸收,降低餐后血糖,单独使用不引起低血糖反应。临床主要用于治疗糖尿病餐后高血糖。既可单独使用也可与其他降血糖药合用治疗 2 型糖尿病。

2.不良反应及应用注意

本类药因延缓糖类的吸收,所以腹胀,排气多、腹泻等胃肠道反应较常见。必须与前几口食物一起嚼服才有效。如果在服药后很长时间才进餐,则疗效差或无效。服药期间增加淀粉类比例,并限制单糖摄入量可提高疗效。若与其他降糖药合用出现低血糖时,应先减少降糖药药量;严重低血糖时应直接补充葡萄糖。应避免与抗酸药及消化酶制剂同时服用。18 岁以下者、孕妇、哺乳期妇女,以及有明显消化、吸收障碍者禁用。

第八节　镇静催眠药

一、苯二氮䓬类

(一)长效类

典型代表药物有地西泮。

1.别名

安定,苯甲二氮䓬。

2.作用与应用

本品为苯二氮䓬(BDZ)类药物的代表药。BDZ类药物为中枢神经抑制药,小剂量有抗焦虑作用,随着剂量的渐增可显示镇静、催眠、抗惊厥、抗癫痫及中枢性肌肉松弛作用。BDZ类药物主要是通过加强 γ-氨基丁酸(GABA)能神经元的抑制效应发挥作用。可通过促进 GABA 与 GABAA 受体的结合,也可通过提高 Cl^- 通道开放频率增强 GABA 对 GABAA 受体的作用,发挥中枢抑制效应。主要用于:①焦虑症及各种功能性神经症。②失眠:尤对焦虑性失眠疗效极佳。③癫痫:静脉注射控制癫痫持续状态,同时需用其他抗癫痫药巩固与维持;亦可与其他抗癫痫药合用,治疗癫痫强直阵挛发作或失神发作。④各种原因引起的惊厥:如子痫、破伤风、小儿高热、药物中毒等引起的惊厥。⑤缓解局部肌肉或关节炎症引起的反射性肌肉痉挛,上运动神经元的病变、手足徐动症和僵人综合征的肌肉痉挛,颞颌关节病变引起的咬肌痉挛,脑卒中或脊髓损伤性中枢性肌强直或腰肌劳损、内镜检查等。⑥作为麻醉前给药:可缓解患者对手术的恐惧情绪,减少麻醉药用量,增加其安全性,使患者对手术中的不良刺激在术后不复记忆,这些作用优于吗啡和氯丙嗪。⑦其他:偏头痛、紧张性头痛,呃逆,惊恐症,乙醇戒断综合征,家族性、老年性及特发性震颤等。

3.用法与用量

(1)口服:抗焦虑,1 次 2.5～10 mg,1 天 3 次。催眠,5～10 mg 睡前服。麻醉前给药,1 次10 mg。急性乙醇戒断,第 1 天 1 次 10 mg,1 天 3～4 次,以后按需要减少到 1 次 5 mg,1 天 3～4 次。抗惊厥、抗癫痫,1 次 2.5～10 mg,1 天 2～4 次。缓解肌肉痉挛,1 次 2.5～5 mg,1 天 3～4 次。儿童,1 岁以下 1 天 1～2.5 mg;幼儿 1 天不超过 5 mg;5～10 岁 1 天不超过 10 mg,均分3次服。

（2）静脉注射：成人基础麻醉，10～30 mg。癫痫持续状态，开始5～10 mg，每隔5～10分钟可按需要重复，达30 mg后必要时每2～4小时重复治疗。静脉注射要缓慢。儿童1次0.25～0.5 mg/kg，但1次不能超过20 mg，缓慢注射。

4.注意事项

（1）本品可致嗜睡、轻微头痛、乏力、运动失调，与剂量有关。老年患者更易出现以上反应。偶见低血压、呼吸抑制、视物模糊、皮疹、尿潴留、忧郁、精神错乱、白细胞减少。用药过量可出现持续的精神错乱、严重嗜睡、颤抖、语言不清、蹒跚、心动过缓、呼吸急促或困难、严重乏力。少数人出现兴奋不安。久用可产生耐受性和依赖性，故不宜长期应用。不可突然停药，否则可出现反跳现象和戒断症状（出现失眠、焦虑、兴奋、心动过速、呕吐、出汗及震颤，甚至惊厥）。宜从小剂量用起。

（2）静脉注射时速度宜慢，至少历时5分钟以上注完，否则可引起心血管和呼吸抑制，静脉注射后应卧床观察3小时以上。在注射过程中患者出现嗜睡现象时，应立刻停止注射。

（3）剂量不宜过大，必要时可分次使用，分次注射时，总量应从初量算起；因属于长效药，原则上不应做连续静脉滴注。注射液不宜与其他药物或溶液混合。误入动脉可引起动脉痉挛，导致坏疽。

5.药物相互作用

（1）与中枢神经系统抑制药（如乙醇、全麻药、镇痛药、吩噻嗪类药物、单胺氧化酶A型抑制药、三环类抗抑郁药）、可乐定、筒箭毒碱、加拉碘铵合用，作用相互增强。

（2）与抗高血压药和利尿降压药合用，降压作用增强。

（3）与地高辛合用，地高辛的血药浓度增加。

（4）与左旋多巴合用，左旋多巴的疗效降低。

（5）与影响肝药酶细胞色素P450的药物合用，可发生复杂的相互作用：卡马西平、苯巴比妥、苯妥英、利福平为肝药酶的诱导剂，可增加本品的消除，使血药浓度降低；异烟肼为肝药酶的抑制药，可减少本品的消除，使半衰期延长。

（6）茶碱可逆转本品的镇静作用。高剂量咖啡与地西泮同服可干扰其抗焦虑作用。

（7）酗酒可明显增强地西泮的中枢抑制作用。吸烟可使地西泮的血浆半衰期明显缩短，疗效降低。

（8）与其他易成瘾的药物合用时，成瘾的危险性增加。

（二）中效类

如艾司唑仑，又称舒乐安定、三唑氯安定，为高效苯二氮䓬类镇静催眠药，作用与地西泮相似，具有较强的镇静、催眠、抗惊厥、抗焦虑作用，以及较弱的肌肉松弛作用。本品作用于 BDZ 受体，加强中枢神经内 GABA 受体作用，影响边缘系统功能而抗焦虑。可明显缩短或取消非快动眼睡眠（NREM）的第 4 期（减少发生于此期的夜惊或梦游症），阻滞对网状结构的激活，产生镇静催眠作用，且具有广谱抗惊厥作用，对癫痫强直阵挛发作、失神发作有一定疗效。口服吸收较快，2 小时血药浓度达峰值，$t_{1/2}$ 为 10～24 小时，2～3 天血药浓度达稳态。血浆蛋白结合率约为 93%。在肝脏中主要经 CYP3A 代谢，经肾脏排泄缓慢。可通过胎盘，分泌入乳汁中。用于：①各种类型的失眠：催眠作用强，口服后 20～60 分钟可入睡，维持 5～8 小时。②焦虑、紧张、恐惧及癫痫强直阵挛发作、失神发作。③术前镇静、创伤性和神经性疼痛。

（三）短效类

如奥沙西泮，又称舒宁，去甲羟基安定，羟苯二氮䓬，氯羟氧二氮䓬。本品为地西泮、氯氮䓬的主要活性代谢产物，属短、中效的 BDZ 类药，作用与地西泮相似，但较弱，嗜睡、共济失调等不良反应较少。对焦虑、紧张、失眠、头晕及部分神经症均有效。对控制癫痫强直阵挛发作、失神发作也有一定作用。口服吸收后 2～3 小时血药浓度达峰值，$t_{1/2}$ 为 4～15 小时。能透过胎盘屏障，并能从乳汁中分泌。用于焦虑障碍、伴有焦虑的失眠，并能缓解急性乙醇戒断症状。

（四）超短效类

如咪达唑仑，又称速眠安、咪唑安定、咪唑二氮䓬，具有典型的苯二氮䓬类药理活性，可产生抗焦虑、镇静、催眠、抗惊厥及肌肉松弛作用。肌内注射或静脉注射后可产生短暂的顺行性记忆缺失，使患者不能回忆起在药物高峰期间所发生的事情。本品作用特点为起效迅速，而持续时间短。可缩短入睡时间（一般只需 20 分钟），延长总睡眠时间，而对快波睡眠（REM）无影响，次晨醒后患者可感到精力充沛、轻松愉快。无耐受性和戒断症状或反跳。毒性小，安全范围大。本品口服与肌内注射均吸收迅速而完全，血浆蛋白结合率为 97%，消除半衰期为 1.5～2.5 小时（充血性心力衰竭患者 $t_{1/2}$ 可延长 2～3 倍）。长期用药无蓄积作用。用于：①治疗失眠症。②外科手术或器械性诊断检查（如心血管造影、心律转复、支气管镜检查、消化道内镜检查等）时进行诱导睡眠用。③全麻或局部麻醉时辅助用药。

二、巴比妥类

（一）长效类

如苯巴比妥，又称鲁米那，为长效巴比妥类，随着剂量的增加，其中枢抑制的程度和范围逐渐加深和扩大，可依次出现镇静、催眠、抗惊厥和抗癫痫、麻醉等作用。大剂量对心血管系统也有抑制作用，10倍的催眠量可引起呼吸中枢麻痹而致死。由于安全性差，易发生依赖性，其应用已日渐减少。本品还能增强解热镇痛药的作用，并能诱导肝脏微粒体葡萄糖醛酸转移酶活性，促进胆红素与葡萄糖醛酸结合，降低血浆胆红素浓度，治疗新生儿高胆红素血症（核黄疸）。因具有肝药酶诱导作用，不仅加速自身的代谢，还可加速其他多种药物的代谢，用于以下情况。①镇静：如焦虑不安、烦躁、甲状腺功能亢进、高血压、功能性恶心、小儿幽门痉挛等症。②催眠：偶用于顽固性失眠症，但醒后往往有疲倦、嗜睡等后遗效应。③抗惊厥：能对抗中枢兴奋药中毒或高热、破伤风、脑炎、脑出血等疾病引起的惊厥。④抗癫痫：对癫痫强直阵挛发作、简单部分发作（出现作用快）及癫痫持续状态有良效；对癫痫失神发作疗效差；而对复杂部分发作则往往无效，且单用本品治疗时还可能使发作加重。⑤麻醉前给药。⑥与解热镇痛药配伍，以增强其作用。⑦治疗新生儿高胆红素血症。⑧鲁米托品片用于自主神经功能失调所致的头痛、呕吐、颤抖、胃肠道紊乱性腹痛等。

（二）中效类

如异戊巴比妥，作用与苯巴比妥相似，但起效快（15～30分钟），且持续时间较短（3～6小时）。对中枢神经系统的抑制作用因剂量不同而表现为镇静、催眠、抗惊厥等。主要用于镇静、催眠（适用于难入睡者）、抗惊厥（如小儿高热、破伤风惊厥、子痫、癫痫持续状态等）及麻醉前给药。

（三）短效类

如司可巴比妥钠，又称速可眠，为短效巴比妥类，因剂量不同而表现为镇静、催眠、抗惊厥作用。其催眠作用与异戊巴比妥相同，作用快（15～20分钟起效），持续时间短（约3小时）。主要用于入睡困难的失眠患者；也可用于镇静、抗惊厥（小儿高热惊厥、破伤风惊厥、子痫、癫痫持续状态）及麻醉前给药。

（四）超短效类

如硫喷妥钠，为超短时间作用的巴比妥类药物，脂溶性高。静脉注射后迅速通过血-脑屏障，对中枢神经系统产生抑制作用，起效迅速，持续时间短，主要具有全身麻醉作用。可用于静脉麻醉、诱导麻醉、基础麻醉和抗惊厥。

三、其他镇静催眠药

如水合氯醛、唑吡坦、佐匹克隆等。

第九节　镇　痛　药

一、吗啡

(一)别名

美菲康,美施康定,路泰,锐力通,史尼康。

(二)作用与应用

本品为阿片受体激动药。主要作用于中枢神经系统、胃肠道、胆道平滑肌、心血管系统及免疫系统。用于以下情况。

(1)镇痛,吗啡对多种原因引起的疼痛均有效,可缓解或消除严重创伤、烧伤、手术等引起的剧痛及晚期癌症疼痛;对内脏平滑肌痉挛引起的绞痛,如胆绞痛、肾绞痛加用解痉药(如阿托品)可有效缓解;对心肌梗死引起的剧痛,除能缓解疼痛和减轻焦虑外,其扩血管作用可减轻患者心脏负担;但对神经压迫性疼痛疗效较差。吗啡镇痛效果与个体对药物的敏感性及疼痛程度有关,应根据不同患者对药物的反应性来调整用量。久用易成瘾,除癌症剧痛外,一般仅短期应用于其他镇痛药无效时。诊断未明前慎用,以免掩盖病情而延误诊断。

(2)心源性哮喘,对于左心衰竭突发急性肺水肿所致的呼吸困难(心源性哮喘),除应用强心苷、氨茶碱及吸入氧气外,静脉注射吗啡可迅速缓解患者的气促和窒息感,促进肺水肿液的吸收。其机制可能是由于吗啡扩张外周血管,降低外周阻力,减轻心脏前、后负荷,有利于肺水肿的消除;其镇静作用又有利于消除患者的焦虑、恐惧情绪。此外,吗啡降低呼吸中枢对二氧化碳的敏感性,减弱过度的反射性呼吸兴奋,使急促浅表的呼吸得以缓解,也有利于心源性哮喘的治疗。对其他原因(如尿毒症)引起的肺水肿也可应用。

(3)麻醉前给药,以保持患者安静并进入嗜睡状态。与麻醉药合用增强麻醉药的麻醉效果。

(4)偶用于恐惧性失眠、镇咳、止泻(适用于减轻急、慢性消耗性腹泻症状,可选用阿片酊或复方樟脑酊;如伴有细菌感染,应同时服用抗生素)。

(三)用法与用量

1.口服

成人1次5~15 mg,1天15~60 mg;极量1次30 mg,1天100 mg;缓释片和控释片1次10~20 mg,每12小时整片吞服,视镇痛效果调整剂量。

2.皮下注射

成人1次5~15 mg,1天15~40 mg。极量1次20 mg,1天60 mg。儿童1次0.1~0.2 mg/kg。

3.静脉注射

成人1次5~10 mg。

4.硬脊膜外腔注射

成人手术后镇痛,自腰椎部位注入硬脊膜外间隙,1次极量5 mg,胸脊部位1次2~3 mg,按一定的间歇时间可重复给药多次。

5.静脉滴注

小儿较大手术后镇痛,1次0.02~0.25 mg/(kg·h)。

6.舌下给药

儿童扁桃体切除术后镇痛,0.1 mg/kg。

(四)注意事项

(1)对本品或其他阿片类药物过敏、颅内压增高或颅脑损伤、慢性阻塞性肺疾病、支气管哮喘、急性左心衰竭晚期伴呼吸衰竭、肺源性心脏病代偿失调、前列腺肥大、排尿困难等患者和孕妇、哺乳期妇女、新生儿、婴儿、诊断不明的疼痛及分娩止痛(吗啡对抗缩宫素对子宫的兴奋作用而延长产程,且能通过胎盘屏障或经乳汁分泌,抑制新生儿和婴儿呼吸)患者禁用。心律失常,胃肠道手术后肠蠕动未恢复时,惊厥或有惊厥史,精神失常有自杀倾向,肝、肾功能不全患者,老年人及小儿慎用。

(2)治疗量可引起眩晕、恶心、呕吐、便秘、呼吸抑制、尿少、排尿困难(老年人多见)、胆道压力升高甚至胆绞痛、直立性低血压(低血容量者易发生)和免疫抑制等。偶见烦躁不安等情绪改变。

(3)长期反复应用易产生耐受性和药物依赖性。后者表现为生理依赖性,一旦停药则产生难以忍受的戒断症状,如兴奋、失眠、流泪、流涕、出汗、呕吐、腹泻,甚至虚脱、意识丧失等。患者出现病态人格,有明显强迫性觅药行为,即出现成瘾性(因用药出现的欣快、心情舒畅、情绪高涨及飘飘欲仙等而产生癖癖)。成瘾者有一种内在的渴求,驱使用药者不顾一切不断地寻觅和使用该药,以达到享受用药带来的欣快感和避免停药所致的戒断症状的目的。由此导致药物滥用,给社会带来极大的危害。

(4)按常规剂量连用2～3周即可产生耐受性,剂量越大,给药间隔越短,耐受发生越快越强,且与其他阿片类药物有交叉耐受性。

(5)本品为国家特殊管理的麻醉药品,必须严格按相关规定管理。

(6)硬脊膜外腔注射时,应监测呼吸(24小时)及循环(12小时)功能。

(7)过量可致急性中毒,主要表现为昏迷、深度呼吸抑制、瞳孔极度缩小(针尖样瞳孔),常伴有血压下降、严重缺氧及尿潴留。呼吸麻痹是致死的主要原因。抢救措施为人工呼吸、给氧及静脉或肌内注射阿片受体阻断药纳洛酮0.4～0.8 mg,必要时2～3分钟可重复1次;或将纳洛酮2 mg溶于0.9%氯化钠注射液或5%葡萄糖注射液500 mL内静脉滴注。

(8)控(缓)释片必须整片完整地吞服,切勿嚼碎或掰开服用。

(五)药物相互作用

(1)与吩噻嗪类、镇静催眠药、三环类抗抑郁药、抗组胺药、硫喷妥钠、哌替啶、可待因、美沙酮、芬太尼等合用,可加剧和延长本品的呼吸抑制作用。

(2)与抗高血压药(如胍乙啶、美卡拉明)、利尿药(如氢氯噻嗪)、左旋多巴、金刚烷胺、利多卡因、普鲁卡因胺等同用,可发生直立性低血压。

(3)与二甲双胍合用,增加乳酸性酸中毒的危险。

(4)与M胆碱受体阻断药(尤其阿托品)合用,便秘加重,增加麻痹性肠梗阻和尿潴留的危险性。

(5)与西咪替丁合用可引起呼吸暂停、精神错乱、肌肉抽搐等。

(6)与头孢菌素类、林可霉素、克林霉素、青霉素等合用可诱发假膜性肠炎,出现严重的水样腹泻。

(7)本品可增强氮芥、环磷酰胺的毒性。

(8)与纳曲酮、卡马西平合用出现阿片戒断症状。

(9)本品注射液禁与氯丙嗪、异丙嗪、氨茶碱、巴比妥类、苯妥英钠、碳酸氢钠、肝素、哌替啶、磺胺嘧啶等药物混合注射,以免发生浑浊和沉淀。

二、阿片受体部分激动药与激动-拮抗药

主要代表药物为布托啡诺。

（一）别名

环丁羟吗喃，环丁甲二羟吗喃，丁啡喃，诺扬。

（二）作用与应用

本品为阿片受体部分激动药，即激动 κ 受体，对 μ 受体有弱的竞争性拮抗作用。镇痛效力和呼吸抑制作用是吗啡的 3.5～7 倍，但呼吸抑制程度不随剂量增加而加重。对胃肠道平滑肌的兴奋作用较吗啡弱。本品可增加外周血管阻力和肺血管阻力而增加心脏做功，故不能用于心肌梗死的疼痛。口服可吸收，首过消除明显，生物利用度低（＜17％）。肌内注射吸收迅速而完全，10 分钟起效，作用持续 4～6 小时。可透过胎盘和乳汁。主要经肝脏代谢，大部分代谢产物和少量原形（5％）随尿排出。用于：①缓解中、重度疼痛。如术后、创伤和癌症疼痛及平滑肌痉挛引起的疼痛（肾或胆绞痛）等，对急性疼痛的止痛效果好于慢性疼痛。②作麻醉前用药。③各种原因引起的干咳。

（三）用法与用量

1.口服

1 次 4～16 mg，每 3～4 小时 1 次。

2.肌内注射

一般 1 次 1～4 mg，必要时间隔 4～6 小时重复 1 次。麻醉前用药，于手术前 60～90 分钟肌内注射 2 mg。

3.静脉注射

1 次 0.5～2 mg。

4.经鼻喷药

一般初始剂量 1 mg，若 1～1.5 小时未有较好的镇痛效果，可再喷 1 mg。必要时，给予初始剂量后 3～4 小时可再次给药。用于剧痛，初始剂量可为 2 mg。患者可在止痛后休息和保持睡意，这种情况下 3～4 小时内不要重复给药。

（四）注意事项

（1）对本品过敏者、对那可丁依赖（因本品具有阿片拮抗特性）及 18 岁以下的患者禁用。

（2）不良反应主要为嗜睡、头晕、恶心和/或呕吐、出汗。较少见头痛、眩晕、飘浮感、精神错乱。偶见幻觉、异常梦境、人格解体感、心悸、皮疹。

（3）用药期间应避免饮酒，不宜从事机械操作或驾驶。

（4）久用产生依赖性。

(5)对阿片类药物依赖的患者,本品可诱发戒断症状。

(6)纳洛酮可拮抗本品的呼吸抑制作用。

(五)药物相互作用

(1)与中枢神经系统抑制药(如乙醇、巴比妥类、安定药、抗组胺药)合用会导致抑制中枢神经系统的作用加强。

(2)与影响肝脏代谢的药物(如西咪替丁、红霉素、茶碱等)合用应减小起始剂量并延长给药间隔时间。

三、其他镇痛药

如布桂嗪,为速效镇痛药,镇痛作用约为吗啡的 1/3,但比解热镇痛药强。口服 10～30 分钟后或皮下注射 10 分钟后起效,持续 3～6 小时。对皮肤、黏膜和运动器官的疼痛有明显的抑制作用,对内脏器官疼痛的镇痛效果较差。呼吸抑制和胃肠道作用较轻。此外,尚有中枢抑制、镇咳、降压、增加下肢及脑血流量、抗组胺、利胆和麻醉等作用。有成瘾性。用于偏头痛、三叉神经痛、炎症性及创伤性疼痛、关节痛、痛经及晚期癌症疼痛等。

曲马多为非阿片类中枢性镇痛药、合成的可待因类似物,具有较弱的 μ 受体激动作用,与 μ 受体的亲和力为吗啡的 1/6 000,并能抑制去甲肾上腺素和 5-羟色胺再摄取。镇痛效力与喷他佐辛相当。有镇咳作用,镇咳效力为可待因的 1/2。呼吸抑制作用弱,对胃肠道无影响,也无明显的心血管作用。因对呼吸和心血管系统影响较小,本品较适用于老年人和患有呼吸道疾病患者的镇痛。用于急性胰腺炎患者的镇痛较安全。长期应用也可成瘾。口服、注射吸收均好,口服后10～20 分钟起效,25～30 分钟达峰值,作用维持 4～8 小时。用于中至重度急、慢性疼痛,如手术、创伤、分娩和晚期癌症疼痛,心脏病突发性痛,关节痛,神经痛,劳损性疼痛,骨折和肌肉骨骼疼痛,牙痛等;也可作为肾结石和胆结石体外电击波碎石术中的重要辅助用药。

第五章

用药沟通与患者教育

第一节 用 药 沟 通

随着现代医疗事业的发展,以患者为中心的药学服务成为护士药学服务的主要职责。护士通过临床药学服务等提高疗效、防止药害事件乃至相关的死亡发生,在患者恢复健康过程中起重要作用。护士与患者建立了一种新的关系——帮助患者达到治疗目的的"伙伴"关系。护士与患者之间的信息、思想和情感互动产生了沟通,护士在服务患者过程中应具有良好的沟通能力,在与患者沟通时能够表达出其专业性、语言通俗易懂,使患者有良好的认可度。

一、沟通的作用

(一)沟通的概念

沟通指人与人之间采用一定方法、有目的地交流和交换信息、思想和情感,达到建立共识、分享利益并发展关系的过程。沟通障碍就是受讯者因知识、经验的局限无法了解对方的思想、信息,使沟通发生障碍。

(二)护士沟通的功能

为保证患者在接受药物治疗时获得预期的治疗效果,现代医疗提倡医师、护士和药师组成治疗团队,共同治疗患者。护士承担了比以往更多的责任,这个角色转变要求护士从"以疾病为中心"转向"以患者为中心"。以患者为中心要求护士能够与患者建立相互信任的关系、相互交流信息,将患者引入到治疗决策过程中并且帮助患者达到预期疗效。有效的沟通是完成这些职责的中心和必要的手段。

1.沟通的重要性

护士与患者的沟通有2个基本功能：①在两者间建立相互信任的思想和情感联系；②提供信息的交换，有助于获知患者的健康状况、完成疾病治疗和评价治疗对患者生活质量的影响。

与患者建立相互信任的联系并不是一件容易的事。护士与患者之间关系的质量至关重要。护士为患者服务的所有专业活动都在此关系的基础上进行，目的是使护士和患者相互理解，共同实现满意的治疗效果。护士必须以患者合理的需求为中心并对护士的工作重新定义。比如，我们的目标是从为患者提供药物转变为向患者提供足够的信息，促使患者明白他们的治疗方案，并能正确、安全地使用药物，帮助患者达到预期的治疗效果。

2.从患者角度换位思考

处方模式基本上是聚焦于医疗工作者所作的决策和采取的行动。患者通常被视为医疗活动的客体，而不是一个能影响治疗结果的积极参与者。药物治疗是医学干预的最常见手段。通常护士认为开处方与发药是用药过程中的关键环节，但在大多数情况下更重要的是患者或其家属将药物带回家使用后的效果。从未接受过专业训练的患者具有相当的自主权，可能用很多方式决定和控制药物治疗过程。很多患者可能在未咨询医师或护士的情况下自行改变治疗方案。如果忽略了患者的这一决定性作用，医生或护士就难以正确评价药物治疗的效果。医生或护士无疑会认为患者的这种"自由"是不应该的。换个角度分析，如果医生或护士能意识到患者的确是药物治疗的最后控制者时也许会进一步提高药物治疗的效果。相对于扼制患者的这种自主性，更有意义的做法是提高患者参与、控制治疗策略的水平，使医患的意见达成一致。

3.鼓励患者积极参与疗效监测

医务人员，包括护士，可以更努力地使患者及其家人、护理人员在监测药物效果和将效果反馈给医务人员中扮演更积极的角色。患者提供的疗效监测信息对于判断是否达到预期疗效很有必要。尽管国际标准化比值和糖化血红蛋白可以科学地提供治疗效果的监测，但对许多慢性疾病，医务人员还是要部分或全部依赖于患者对治疗结果的报告。其他一些疾病，如哮喘、心绞痛、胃食管反流病等则基本依靠患者对症状的自述。

二、护患沟通的原则和要素

在大多数情况下，我们没有机会停下来仔细分析所遇到的情况。但是，为了改进我们的沟通技巧,我们需要有快速处理某些问题的能力。

（一）沟通的要素

沟通可以通过多种媒介进行,比如大众传媒（电视、广播）、集体行为（会议、讲座、讨论组）,而我们侧重的是两个个体之间一对一的沟通。这种沟通形式我们可以描述为信息在甲处产生并传递,随后由乙接收并编译吸收的过程。沟通包含了5个重要的要素:信息发送者、信息、信息接收者、信息反馈及障碍。

（1）信息发送者:在人际沟通的过程中,信息发送者将信息传递给另一个人。

（2）信息:在人际沟通的过程中,信息由一个人传递给另一个人。信息可以是思想、主意、情绪、消息等,可以以语言/非语言方式传播。

（3）信息接收者:信息接收者（在这个场景中就是护士）从信息发送者那里接收信息。作为接收者护士将信息进行"编译"并以某种方式理解它,可能是也可能不是患者的本意。在此过程中,护士大多会将语言/非语言信息一起考虑进去。

（4）信息反馈:反馈指的是信息接收者将其所理解的意思返回给发送者。大多数情况下,接收者并不是被动地吸收信息,他们作出的回应包含了他们自己的信息。在信息往返环中,初始的信息发送者成为反馈信息的接收者。在人际交往中,人们总是交替地扮演信息发送者、接收者的角色。在刚才提过的场景中,护士起初是信息接收者,当护士反馈信息时就成为信息发送者。反馈可以很简单,比如单纯点一下头,也可以复杂,比如重复所接收到的信息以确保无误。沟通过程中大多数人更多地关注信息本身而忽略了反馈的机会。反馈使沟通成了"双向的互动"而不是"单向的独白"。

（5）障碍:沟通过程中众多干扰因素和障碍可能会影响相互沟通的准确性。

（二）护患沟通中护士的职责

作为信息发送者,护士的职责是确保信息以最清晰的方式传递并可为对方所理解。为确保信息被正确接收,可以要求对方予以反馈并澄清所有误解。作为信息接收者,护士需仔细倾听患者的陈述,可以通过反馈性地陈述护士自己的理解以确保理解无误。很多时候护士依赖于自己的臆断,认为反馈并不必要;但是研究表明,如果没有适当的反馈,误解便可能发生。而误解恰恰是护士在与患者、医师及其他医务人员沟通时所无法承受的,因为这可能对患者造成伤害。另外,护士还需要注意到干扰因素和障碍的存在,且设法消除它。

(三)防止误解

误解或者说歧义是指在理解上会产生两种可能。例如,"他父亲做手术",那么他父亲究竟是做手术的人还是医师给他父亲做手术呢? 意义相距甚远。有时稍微进行修饰,就可以使意思变得明确,比如"是由他父亲亲手做手术"。然而消除误解或歧义在其他情况下要难很多倍。因为我们通常会以为对方理解的就是我们想表达的,我们往往意识不到不同的人对我们说的词句可能有不同的理解。为此,我们必须记住人们对信息的理解是基于其各自的生活环境、价值观和经验。沟通过程中的许多问题正是源于我们没有意识到这一差异性。一位首次服用某种药物的患者和一位已服用该种药物数年的患者,显然会对该药物有不同的感知。

误解也容易发生在电话沟通。2011 年台湾一名志愿捐赠器官的 37 岁男子,因头部创伤送医院急救,次日宣告不治。家属在不知男子是艾滋病感染者的情况下,联络某医院器官捐赠小组。器官捐赠协调者和医院检验人员仅以电话确认结果,不幸混淆血液检测艾滋病的结果 reactive(阳性)与 non-reactive(阴性),检验人员也并未二次确认就进行移植手术。结果发生误将一名艾滋病感染者的器官移植给 5 名患者,导致这 5 人均有感染艾滋病毒之虞的重大医疗事故。

防止误解的一个关键是假设别人会如何理解您所讲的话,这有助于理解患者的总体用药经历及某种特定药物的用药经历。如果患者对药物有负面情绪,那么他们很可能不愿意谈论甚至不愿意继续服用。那么护士就需要问一些问题以确定患者对药物的感知。比如,您以前吃过这种药吗? 您听说过这种药的什么信息吗? 用这种药的过程中您感觉怎么样? 很多情况下,您了解对方越多,您理解对方越深,就越容易想到他们如何解读您的信息。如果是电话咨询,对于用法用量等重要事项,应以简单明了的方式说明,并要求患者记录并复述等方式确认已真正理解。

三、影响护患沟通的障碍

在沟通的过程中,存在着许多障碍可以干扰甚至打断人与人之间的互动。在药学实践中这些潜在的障碍实在太多,导致护士与患者之间基本不存在沟通与交流。这些障碍包括环境因素(比如拥挤、嘈杂)、护士和患者双方的恐惧和紧张、某些影响工作环境的行政决策以及沟通时间有限。

清除沟通中的障碍要"两步走":首先,要意识到障碍的存在;其次,采取适当的行动来克服它们。要想有效地沟通,当沟通不顺利时,您必须意识到问题的存

现代护理用药与实践

在,然后尝试分析为什么沟通无法顺利进行:一个甚至更多的障碍可能干扰人们沟通的过程。

(一)环境障碍

前面说过沟通过程中有5个要素:信息发送者、信息、信息接收者、信息反馈及障碍。任意一个要素都可以导致沟通的链条中断。信息的发送与接收、反馈都必须清晰。环境中有很多可以使人分心受干扰的因素,因此,沟通行为所在的环境是至关重要的。最明显的障碍之一是将护士与患者分隔开的发药窗。它们的存在有2个原因:一是明确地向患者指示了护士的位置;二是它们为护士提供了私密的工作空间。但是这样有时患者无法与护士深入交谈,因此有了护士不想与其交谈的印象。发药窗口对于某些患者会有阻吓作用减弱了他们的沟通意愿。

拥挤和嘈杂的环境无疑是一个影响沟通的因素。比如患者在窗口取药时,护士在接听电话,这会给患者以不愿与其沟通的印象。特别要提的是当您的听力范围内有其他人时,沟通互动的隐私性会受到限制。隐私并不意味着要有一个独立的房间,而是患者、护士要感觉到隐私得到保障。比如,护士可以用植物、盆栽或某些分隔物创造一个相对独立的谈话空间。增加隐私性有时相当容易,比如转过身,不要面向繁忙的工作区间。

克服环境障碍的重要一点是要找出障碍是哪一种。最好的方法是设身处地站在患者的角度。药房的设计最初是为了给护士提供独立的空间调配和储存药品,而当今护士-患者的沟通则要求护士"触手可及",并为护士和患者提供沟通的场地,可能只需要对药房进行简单的改造就可以实现。国内多家医院开设药物咨询室可以专门为一些患者提供安静而舒适的环境进行药品信息的询问,患者也能够接受正规的用药培训,这也是为患者提供药学服务的一大进步。

(二)个人障碍

很多个性特点可以影响沟通。缺乏对自己沟通能力的自信会影响沟通的方式。不自信的人和内向的人常常会避免与人交谈。很多人认为说话方式是天生的,但其实沟通技巧是可以通过学习、锻炼培养出来的,当然,跟其他技巧一样需要坚持不懈的练习。大多数情况下,人的表现是建立在其既往的经历和经验上的,也就是说,过往好的经历可以使人在面对挑战时变得更自信。我们必须提醒自己,世上并没有沟通专家,也没有人能百分百完美地进行沟通,每个人都是在实践中积累。另一个来自个人的障碍是内向的程度,特别是在护士方面。极度内向的人在大多数情况下会回避沟通,他们对沟通过程中已然存在和可能存在的障碍高度紧张。克服这种障碍比克服其他障碍要难,需要更多的时间和努力,甚至需要专业协助。

当您在听人说话时,心里可能还在想着一些事情,这里称之为"内心的独白"。它可以使您对患者讲的话注意力降低,因为您的部分注意力集中在您自己的思想上。这种情况通常来自您对说话者的妄断的成见(第一印象)。内心独白是有必要的,因它有助于将所听到的信息分类梳理。但如果将它放在首要位置而忽略了倾听,它就成为一个影响沟通的因素,我们有必要意识到这一点。另外,这样还会显得不礼貌。还有一个原因是人们害怕自己处于困境中,比如,我们不知道我们该说什么。如果一个癌症患者向我们诉说其对死亡的恐惧,这种害怕以及置身困境的恐惧或焦虑在"说对的话"上施加了巨大的压力,并可能使我们不敢与人交谈。但一旦对于沟通的紧张感被克服了,这种情况就会好转。还有一个原因是护士的职业价值观。很多护士认为与患者交谈不是一个优先级别高的行为,他们可能认为患者并不想与他们交谈,对这一项个人障碍护士必须有所觉察。

(三)患者障碍

与患者有关的沟通障碍也有很多。比如,患者认为建立和谐的沟通环境是护士的责任。又如当患者认为护士的知识不够全面,他们可能就不会提问或遵从护士的指导。还有如果他们觉得护士不愿意与他们交谈,他们就根本不会走上前来。因此,我们必须改变患者对护士的错误认识,要让他们知道我们真诚地希望与他们沟通并且我们正在这样做。

另一个阻碍沟通的因素是患者认为医务人员并不注意患者感受。有些患者觉得医务人员不会在意患者感受而只在意疾病,显然这些人并没有体会过医务人员给予的关爱与同情,这种氛围会使患者与医务人员沟通的热情降低。

患者对自己的病情认识也可能成为沟通的障碍。有些患者可能觉得自己的病相对比较轻,在看过医师之后不需要与护士或其他医务人员进一步沟通。相反,有些患者可能会因疾病产生焦虑、敏感而不愿意与医务人员交流。更有甚者,一些患者认为只要医师处方了药品,他们就只需要知道药物标签上列出的信息就已经足够。护士应该说服患者让他们对药物有更多的了解,也可以纠正患者对其疾病、所用药物的错误认识。

(四)行政性和财政障碍

众所周知,国家对医疗卫生事业经费的投入有待进一步提高,而日益竞争的医疗市场让医院不堪负荷,医院为了生存与发展,无形之中把经济利益放大,导致医患沟通障碍。比如,部分医院管理层认为护士对患者的教育、与患者的沟通并没有显著地提高医疗效益;有的医院管理者认为对患者的教育代价昂贵而又不具重要性。

(五)时间障碍

据调查,大城市中大型综合医院日均门诊量巨大,平均每个患者的接诊时间很短,超负荷的工作量使医护人员根本没有时间与患者进行充分沟通。另外,选择适当的时间与患者交流也很重要。比如一位带着患儿的母亲,在医师诊室长时间候诊,窗口取药排队等候后遇见护士,这时并不是处于与护士沟通的最佳时机,她当务之急是要回家安置好生病的孩子。解决的办法是稍后再通过电话等其他手段与患者联系,所以应该选择护士和患者双方都比较空闲的时间段。

(六)隐私保护障碍

街头众多的广告宣传和对家庭的广告电话使患者心有芥蒂,不愿意把地址、电话留给护士,其防范心理造成沟通障碍。

四、护士沟通技巧

随着医院体制改革和临床药学的发展,医院药品供应和医院制剂工作功能转弱,门诊药房作用逐步淡化,医院药学部门将以药品供应为中心转向以患者为中心的药学服务模式,开展以合理用药为核心的临床药学工作。护士通过与患者直接接触,对其用药相关事项进行直接的和负责的监督保护,使其获得改善生命质量的有效治疗。药学服务是一个新的课题,它除了要求护士具有良好的教育背景、广泛的知识、丰富的实践经验、合适的工作场所及信息方面的支持外,还要求护士具有学习能力和良好的沟通能力。

世界医学教育联合会《福冈宣言》指出:"所有医务人员必须学会交流和改善人际关系的技能,缺少共鸣(同情)应该看作和技术不够一样是无能的表现"。因此,护士一定要重视沟通技巧在药学服务工作中的意义。

(一)倾听与移情

当我们提及有效的沟通技巧时,通常首先想到的是清晰的表述,但是良好的倾听技巧也是非常重要的一个基础。您可能会遇到一些人对您所倾诉的内容表示理解或者赞同,您会觉得遇上知音并可能会参考其给予的建议,这种情况在护士和患者沟通时也同样存在。倾听患者的讲述,试图去理解他们所想以及所感受到的是一种很有效的沟通方法。

通过倾听护士可以获取患者重要的信息、激发对方谈话欲、发现说服对方的关键,通过倾听过程中适当的反馈可以使护士与患者建立友谊和取得患者的信任。护士的倾听能力能较大地影响护士从患者处所接收信息的准确性,从而影响后续工作的开展。如果护士认真去倾听并尝试着理解,肯定会有所收获。

在倾听的过程中护士还必须适当地把自己的感情反馈给患者,这种反馈是双向的,既影响患者,也影响护士。因此,好的反应往往能帮助护士更容易和患者进行沟通,而这里就牵涉到一个移情手法的应用。

移情就是对事物进行判断和决策之前,将自己处在他人位置,考虑他人的心理反应,理解他人的态度和情感的能力。这就要求我们既要保持自己的专业性,也要站在患者的角度去思考,才能使得患者感觉到您对他的关怀。在倾听的过程中护士要尽可能做到以下几点。

(1)目光接触:当对方在说话时,要注视着对方,表明您在很认真地听取他的倾诉。护士讲话时,患者有时很难插话进去,这时,护士应注意不要只记着自己讲话,最好看着患者的脸,关注一下患者的表情,并且用非语言性的信息传递给患者,表明您在关注他。

(2)展现赞许性的点头、微笑及恰当的面部表情。患者在说话过程中,护士可以使用类似:"哦,这样啊"或者是"哦,原来这样"等语言,同时点头表明您在听他讲话,这样有利于激发患者讲话的欲望,有效地提高患者说话的积极性。

(3)避免分心的举动或手势。

(4)进行适当的提问。

(5)对一些关键的问题需向对方重复您理解的意思。"重复"是指使用和患者一样的语言,如"那个药您吃起来肚子疼是吧?""……烧到 39 ℃?"等,让患者有共鸣的感觉。护士在确认患者讲话内容时,可使用另一种和患者说法不同的语言来进行,这样患者就会觉得您已经理解了他的话,和他有了共鸣,从而获得一种满足感。

(6)避免中间打断说话者。

(7)不要多说,但要鼓励对方多说。

(8)使听者与说者的角色顺利转换。

几点禁忌:①用心不专;②急于发言;③排斥异议;④心理定势;⑤厌倦;⑥消极的身体语言。

最后把患者的话做一下总结,再传达给患者。同时别忘了再问患者还有什么其他问题,有的患者还有些问题很重要,他会提出来商量。做完以上几点,整个倾听过程相信已经可以较好地帮助护士完成整个沟通过程。

(二)非语言沟通技巧

美国传播学家艾伯特梅拉比安曾提出一个公式:信息的全部表达＝7％语调＋38％声音＋55％肢体语言。与他人交往过程中,除了语言外,其他非语言的交流也非常重要。非语言沟通是指通过身体动作、体态、语气语调、空间距离等方式交流信息、进行沟通的过程。其主要表现方式有目光接触、面部表情、手势、体态和肢体语言、身体接触、空间距离等。非语言沟通在沟通过程中所起到的作用主要表现在可以从非语言符号代替语言所表达的意思(比如脸色);用非语言符号来强调语言所表达的意思(比如手势);用非语言符号作为语言沟通的辅助工具(比如图片)等。所以在护士与患者的沟通中,非语言沟通也是重要的组成部分。

药学服务中的非语言沟通我们要注意以下几个方面。

1.说话的面部表情

面部表情及眼神是身上最易引起注意的部位。在与患者交流时,开始介绍时应保持微笑,患者接收到这个友善的信息后也较愿意与护士交流,在沟通过程中面部表情应对患者的倾诉给出适当的反应,以表示护士在专心听其陈述。同时要注意眼神的接触,不要只盯着对方眼睛,可以转移至其他面部部位,但也不要过频逃避,禁忌以敌视的眼神望着患者。

2.语调和语速

与患者沟通时语调要适宜,并且充满自信,让患者有亲切感和信任感。声量要适中,不要过大声或过细声;大声令患者有凶恶的感觉并会产生抗拒感,过细声则让患者听得困难。说话尽量清晰流畅,不要过于简略或含糊。

3.面谈的距离

与患者当面沟通时,与患者的距离不要太近也不要太远,保持适宜即可。太近容易引起患者紧张,直接面对面的方式患者也很容易有紧张情绪,推荐使用90°的坐位方式。对于卧床患者,不要站着与其进行沟通,最好能够坐在病床旁边,保持视线与患者同高的水平为好。

4.身体姿态

身体不要向前弯曲偷窥患者,更不要作出盛气凌人的姿态靠在椅背上,会给患者造成不愉快的感觉。正确的姿态应当是很接纳患者,虚心聆听患者说话。

5.回应

对患者说的话应不时地表示赞同,可以拍拍患者的肩膀或者手;但要特别注意,有的患者对此很反感,所以一定要注意观察前后的反应。

6.适当的间隔

患者整理自己的思路需要一定的时间,一定要空出一段时间来允许患者思考,切记不要使患者出现紧张不自在的感觉。

(三)语言交流技巧

美好的语言、语义的清楚表达、语法的规范使用、语调语气的恰当运用,不仅能够消除护士与患者在时间和空间上的距离,还能消除患者的心理防御及抗拒感,使得药学服务得到更好的效果。

护士与患者的语言交流技巧应注意以下几个方面。

1.善用安慰性语言

护士应当学会讲安慰性语言。例如,在药学查房时,对患者主动问候"您今天气色不错啊!""您的儿女很孝顺啊!"等,让患者听后感到亲切愉快。同时对于不同的患者可以采用不同的安慰内容,例如疗程较长的患者,要安慰他安心养病,吃好睡好病也会慢慢地好起来。

2.鼓励性语言

护士对患者的鼓励,实际上是对患者的心理支持。所以,护士应当学会对不同的患者使用不同的鼓励性用语。例如查房时可对新入院的患者说:"我们这里治疗您这种疾病非常有心得,同时我们护士也会密切关注您的病情,相信您这病一定能很快康复。"对治疗中的患者则可说:"从这几天的情况看,我们的治疗方案效果很明显,您只要积极配合我们的治疗,很快就会出院了!"对即将出院的患者可说:"出院后要注意休息,按时按量服药,记得回来复查,您肯定可以恢复健康的!"

3.劝说性语言

患者一时不愿做的事,往往经护士的劝说后可顺从。例如,一位20岁的女性患者因患"系统性红斑狼疮"需要服用激素,因害怕激素的副作用,担心长期服药会使自己变胖,服用一段时间后就擅自中断用药,家人再三劝说无效。而护士反复应用专业知识耐心讲解激素应用的原则,告知患者激素用药不宜骤减骤停,也不能擅自停药,以免引起原有疾病的加重,从而使得患者欣然接受了治疗。

4.积极的暗示性语言

积极的暗示性语言可以使患者有意无意地在心理活动中受到良好的刺激。

比如,看到患者精神比较好,就暗示说:"看您气色越来越好,说明这个治疗方案疗效很好啊。"

5.指令性语言

对有的患者,护士指令性的语言也是必需的。例如,对应用青霉素类药物的患者必须让其先做皮试,结果为阴性后才能发药。发放高锰酸钾外用片时,要告诉患者如何稀释,切勿口服,并注意药物浓度和颜色等。护士在表达这种言语时,要充满自信感,显示出相当的权威性。

在护士与患者语言交流过程中,应注意避免以下内容。

(1)直接伤害性语言。患者最害怕听到的语言包括训斥、指责、威胁、讥讽等。例如,一患者对药袋上的说明不理解问及护士,护士说:"真笨! 这也不懂。"还有的护士当面告诉患者疾病治疗无望,或是无药可治等。这些语言既对患者的病情起不到帮助作用,可能还会起到加重病情的效果。

(2)消极暗示性语言。护士有意无意的言语给患者造成严重的消极情绪。例如一位接受化疗的患者提心吊胆地问护士:"注射这药有危险吗?"护士冷冰冰地说:"那谁敢保证无危险! 反正有报道说有的患者注射这药致死的!"结果这个患者拒绝应用该药物,延误了疾病的最佳治疗时机。

(3)窃窃私语。由于患者渴望知道自己的病情和药物治疗情况,患者会留意医务人员的言谈,并往往与自己的病情相联系。护士之间或医师与护士在患者面前窃窃私语,患者听到只言片语后乱加猜疑,或根本没听清而纯属错觉,这都容易给患者带来痛苦或严重后果。

(4)模棱两可的语言。护士在药学服务中注意语义表达要清楚明白,词能达意,在解释药品标签或说明书时,要依据不同的患者加以解释,既要使患者一听就能明白、理解,又要使用准确的医学术语,不要使用模棱两可的话。要注意"可能、大概"等词的使用,防止词不达意造成患者误解或理解困难。

(四)与医务人员的沟通技巧

临床护士在开展临床药学服务过程中,要参与临床药物治疗、进行不合理用药干预、指导患者用药等工作,这都离不开与医师的合作。护士如何与医师沟通,怎样让医师接纳并信任,甚至有用药难题就求助,对临床护士是一种考验。可以通过以下步骤来加强与医务人员的沟通。

1.提高医护人员对临床药学的认知度

临床护士初期参与临床查房时,不少医师感到很诧异,并持有戒心,认为护士是来监督其用药行为的,导致临床护士与医师交流发生障碍。这种认知状态,可能使从事临床药学服务的护士开展工作会遇到一些困难。因此,护士去临床首先应重视与医师的交流和沟通,通过多渠道介绍和宣传临床药学服务的内容及工作程序;说明临床护士参加查房是向医师学习用药经验,为医师提供药学方面的帮助,指导患者正确用药;临床护士是医师的助手,患者的朋友,并且应在查房过程中用实际行动赢得医师的信任。

2.发挥临床药学长处,获得医师信任

为与医师建立良好的关系,首先可从药物供应入手,提供药物最新信息,由间接的远距离服务改变为直接的面对面服务,将药品供应由被动转变成主动解决用药难题,由此赢得医师的好感。如在 ICU 有一位患者因鲍曼不动杆菌感染,经过一般抗感染治疗后病情未得到明显改善,在医学查房中医师提到国外有单用的舒巴坦制剂,且联合其他抗菌药物使用有一定疗效,但国内没有此药,只能使用含有舒巴坦的复方制剂进行替代治疗。此时临床护士立即告知医师,舒巴坦单体制剂国内已有厂家生产,医师得知消息后立即申请购买使用。临床护士不但可提供药物最新信息,还可及时解决药品供应问题,这样就会逐渐受到医师的欢迎。医师除查房时询问护士药物信息和药品供应情况外,也会打电话直接找该科室的临床护士,既方便又省事,护士也开始成了医师的助手。

3.努力学习医学知识,虚心向医师请教

目前,药学护士遇到的最大问题是不懂疾病。医师则往往考虑什么疾病用什么药,而即使是同一疾病,因患者个体差异,药物的选择及用法用量上就有很大区别;对于不同患者的用药剂量、疗程、不良反应判断等,医师都有丰富的用药经验。例如,胸外科心脏瓣膜置换术使用抗凝剂的患者,华法林的用药剂量不是根据体重或体表面积计算,而是根据监测每个患者的 INR 进行剂量调整;疗程是根据置换的生物瓣膜或机械瓣膜而决定的,置换机械瓣膜同时患有危险因素的患者还需同时服用小剂量阿司匹林等。因此,药学护士必须预习患者病历,了解疾病的诊断和相关检查、检验结果,了解有关药物的基础知识等,疑问之处随时请教临床医师,这样在与医师交流时不再是外行,沟通也就更容易。

4.寻找切入点,参与用药治疗

由于临床的专科分工越来越细,临床医师常不熟悉其他专科的药品,但药学护士的药学知识面广、药物信息量大,同时可以结合药效学、药代动力学等知识,适时提出用药建议,可取得良好的效果。例如,有一位肺部曲霉菌感染伴心力衰竭的患者,在讨论抗感染治疗方案时,医师提出使用卡泊芬净,但药学护士提出针对该患者建议使用伏立康唑,从抗菌活性、组织分布、经济性及序贯治疗减少心力衰竭风险方面都优于卡泊芬净,医师欣然接受建议,最后取得了较理想的治疗效果。医师有时遇到用药难题会询问药学护士,有的问题护士不能立即回答,应坦诚说明,并去努力查找相关资料。不能不懂装懂,对不确定的问题不能随便回答或不了了之;应大胆承认自己的不足,并及时查阅有关文献资料,给医师明确的答复,使护士真正成为"医师助手"。

5.维护医师的信誉

医学查房或药学查房时,护士在与患者的交谈中应注意言辞,不诋毁医师,不否定医师的用药方案,即使是医师有错也应事后与医师沟通。例如,肾功能不全的患者手术预防感染时,医师选用了第四代头孢菌素,具有一定药学知识的患者家属认为用药过于高档,并增加了其经济负担,流露出对医师的不满。临床护士可指出如使用第一代或第二代头孢菌素就不合适,可能会加重患者肾损害,患者听后表示了对医师的理解。临床护士与医师沟通后,医师采用了半合成青霉素类作为预防用药。如果当着患者面指出医师的错误,就会引起医患矛盾。护士在临床上不应制造矛盾,并要学会将矛盾化解。

6.干预不合理用药应采取请教方式

对于医师违反处方原则、药物说明书要求及国家法律法规等规定的,护士应坚持原则、实事求是、按规定办事。但是对不合理用药进行干预,既要达到安全用药的目的,又不能损害医师的自尊心;不能将医师视为对立面,而是要视医药护为一个团队。因此,当发现医师用药有不妥之处应该采取请教的方式、探讨的态度与其沟通。有时护士以点到为止的做法,既表达了自己的用药见解,又能使医师能够接受。

在药物治疗工作中,护士应在了解医师的治疗意图的基础上,反复与患者交流,了解患者对治疗的体验,同时让患者了解治疗原则、用药指征及药物潜在的毒副作用。这一交流过程促进了双方的感情交流,增强了患者对护士的信任感,提高了患者的治疗依从性,从而提高治疗效果,更重要的是护士良好的沟通能力能够使患者具有良好的心理状态,使患者积极、乐观、开朗、心情舒畅,增强战胜疾病的信心,促使患者在心理、生理两个方面保持健康,以达到提高患者生活质量这一既定目标。

(五)与特殊患者的沟通技巧

1.与老年患者的沟通技巧

中国社会老龄化程度逐年提高,但是相比其他年龄阶层的患者,老年患者所消耗的处方药与非处方药仍是不成比例的。总的来说,2/3 的老年患者每天至少服用 1 种药物。我们在日常工作中接触到越来越多的老年患者,由于他们受病情、环境、文化程度、家庭、地位等原因的影响,与其沟通常会产生一些问题。因此,这个不断增长的人群需要我们更耐心地提供咨询服务。

(1)老年人的学习过程:衰老会影响学习的过程,但是不影响学习的能力。一些老年人对信息处理的速度较慢,领会的程度比年轻人稍逊,但他们仍有学习的能力。因此,我们要根据老年患者的理解能力来把握我们说话的速度以及每次所要传达的信息量。另外,还有一些老年患者的短期记忆力、回忆能力和注意力可能减弱,学习及处理解决问题的能力有所降低。因此,需要根据经验循序渐进地来引导他们,改善他们的行为方式。

其中一个方法是把学习任务分解成容易完成的小项目,设定合理的短期目标,逐渐达成长期的目标。另一个重要的手段是鼓励患者积极地反馈,以便了解他们是否接受了护士想要传达的信息,比如可以巧妙地要求他们重复指令或其他信息,或者通过观察他们的动作来实现。只要给予老年人机会,按适合他们自己的速度来学习,大部分都可以做得和年轻人一样好。

(2)价值和理解的差异:或许是因为存在代沟,在护士和老年患者之间存在一定的沟通障碍。我们在年轻时经过学习及积累形成了每个人不同的价值观,因此不同年龄组的老年人经由价值观对事物的理解也有所不同。他们可能对个人健康以及保健有个总体的概念,但对于药物以及护士的认识就有所差别。比如,有些老年患者会有贮藏以及共用药物的行为,这种行为在我们看来是难以理解的,但如果知道他们成长在环境最艰难的时代,就能解释他们的这种行为。作为护士必须意识到我们沟通的不仅是患者个人,更重要的是了解他们的价值观以及观念的由来。

护士的形象也是沟通成功的重要因素。老年患者更希望一个着装得体的专业人士来为他们提供服务,他们对医药行业的态度也会影响他们与护士之间的互动。有些人从小就尊重医师和护士的权威,喜欢以更直接的方式进行药物咨询,因此很容易就采纳护士的建议。但另有一些患者对医护人员存在不信任,可能对药学服务的要求较高,希望您提供更详细的信息,或者希望护士在药物治疗的决策中提出更多的建议。由此可见,对每一位患者都需要进行评估以确定哪一种沟通方式更为有效。

(3)社会心理因素:社会心理因素也可以影响护士与老年患者的关系。首先,相对于其他年龄层的人,老年人可能失去更多的东西。例如不断地有朋友从他们身边离世,可能要从工作岗位上离退,又或者因为衰老不得不减慢或停止一些活动等。这些境遇都会触发老年人的失落感,从而导致他们对护士所提供的药学服务产生消极的反应。比如他们会忽视护士的用药指导或向护士抱怨药物的价格昂贵;有一些老年患者可能会对所患疾病或死亡产生恐惧,在沟通中变得愈加消极,他们甚至会拒绝和护士交谈或者对护士及其他医务人员怀有愤怒的情绪,还可能会转向自我诊断和自我治疗或使用其他人提供的药物。

2.与儿童患者的沟通技巧

相对于与成人的沟通,与儿童的沟通有两个特点:一是与儿童的沟通一般有3个人的参与,包括护士、儿童和家长;二是需要根据儿童的认知理解水平来对患儿进行用药教育。

(1)了解儿童认知能力的发展水平:讨论关于儿童理解能力的开发水平可以帮助对不同年龄以及不同发展水平的儿童进行用药教育。Jean Piaget 测试了儿童的思考技能,把儿童思维能力的开发分为 4 个阶段:①思维启发阶段;②思维运作前期;③具体运思阶段;④形式运思阶段。其中很重要的一点是要认识到并不是所有儿童都以同样的速度经历这些阶段。

思维启发阶段:从出生持续到 2 岁。在这个阶段,靠着自己身体的感觉来学习,不能把外界事物和自身联系起来,因此不可能明白药物的概念。

思维运作前期:从 2 岁持续到 7 岁。在这个阶段,儿童对外界事物的感知比较单一。他们联系具体事物的推理只是停留在此时此地,难以理解因果关系。所以这一阶段的儿童不会把自身的健康和健康相关的行为联系起来(比如服用药物)。

具体运思阶段:7~12 岁。这个阶段的儿童开始分辨自身和外界。他们学会用特征来描绘具体的事物,大脑开始运作思考。他们开始学会同时关注事物的多个方面,试着解决问题。然而向他们说明事物时最好还是以具体可见的形式,他们会更容易接受。这时儿童已经开始明白疾病是可以预防的,还知道健康和疾病与自身生理特征相关。

形式运思阶段:从 13 岁到成人期。从儿童期到青年期,他们具备了假设及抽象思维的能力。他们学会了逻辑推理,对于人为什么会生病的理解更具体。青年开始逐渐关注疾病的严重程度,同时学会了照顾自己。

护士需要向患儿提出一些开放式的问题。对于封闭式的问题,儿童只会回答是或否,无法提供足够的信息。而开放式问题的回答可以反映出儿童的认知水平。当您判断出儿童的认知水平,就能找出最适合他们的沟通方式。

(2)对家长以及儿童用药教育的迫切性:当问及护士是否直接与儿童交流用

药方法时,一般只有三成的护士会给出肯定的回答。当家长带着患儿到医院取药或到药店买药时,对儿童以及家长做用药教育是很重要的。对儿童直接地进行用药教育,应根据儿童的理解能力调整我们的说话方式,家长也容易明白。

有证据表明,儿童几乎没有从医师或护士身上获得过用药指导,许多儿童的用药知识来自家长。儿童也反映医师以及护士都较少对他们进行用药教育,虽然他们想问医师或护士一些药物相关的问题,但是从来没有这么做。这些调查建议护士要鼓励儿童敢于提出他们的用药问题。一个最简单的方法就是跟儿童说"几乎所有的人对于药物都会有一些问题想知道,包括大人。我想你应该也会有想知道的东西,你能告诉我你关于使用药物的问题吗?"

现在社会上还普遍存在的另一个问题是关于儿童非处方药的用药教育。有些年龄较大的儿童独自到社会药店去购买药品,或是从家里的药箱直接取来服用,对于这些儿童,护士也必须进行用药教育。

护士必须对家长做好关于儿童的用药教育,现在医师向患儿家长说明药物使用方法的也越来越少。作为护士,我们需要确保告知家长药物的使用方法以预防用药差错。只要想象一下药架上有各种用于儿童退热的对乙酰氨基酚以及布洛芬品种,或是各种治疗儿童咳嗽以及感冒的药物,您就会明白家长的困惑。护士可以通过开放式提问来评估家长对患儿处方的了解及非处方药的使用情况,有针对性地进行用药教育。

(3)在与儿童患者及家长的沟通中运用以患者为中心交流模式的重要性:以患者为中心的交流模式要求医师征求患儿关于治疗的意见。一般而言,常见的用药教育模式是医师-家长-儿童,儿童很少参与到关于治疗方案的讨论中。然而,有研究表明,当医师使用以患者为中心的模式时,即与儿童沟通关于病情以及药物的治疗,儿童的配合度明显提高,同样家长也能够更好地照顾患儿。

(4)与患儿沟通的指导原则:当了解了关于儿童认知发展的基本概念后,探讨应对不同年龄患儿的交流策略会大有帮助。一些小到3或4岁的儿童和大部分7或8岁的儿童都能够积极地投入到治疗中。Bush提出了关于儿童用药教育的方法:①试着与认知有一定发展水平的患儿沟通。②用开放式的提问方式,不要用是或否的提问方式,这样才能评估儿童的理解能力。③用简单的说明性语句。④询问他们是否有问题要咨询。⑤增加动作及书面的交流。

非语言的交流对于儿童是很重要的。儿童在明白字词的意思前,往往是先学会和理解非语言的交流。细想一下父母与孩子之间的交流大多都是非语言的,比如拥抱、手势、声音。所以当护士与儿童沟通的时候,可以适当地运用面部表情、语调以及手势,还要用他们可以理解的说话方式来沟通。

接下来探讨与不同年龄患儿沟通的具体方法。假设这些儿童一般都是 2 岁以上,处于思维运作前期。虽然幼儿及学龄前儿童不像年长一点的儿童可以积极投入到学习使用药物中,但是还是应该和他们一起讨论药物的治疗。跟幼儿以及学龄前儿童开始对话的好办法是先做一个简单友好的问候,然后简单地给他们的玩具做检查,或是准备一些可以吸引他们注意力的小玩具,如弹力球。一旦他们开始信任护士,那么就容易给他们进行用药指导。对这个年龄段的儿童做用药教育主要还是简短地告诉他们药物的用途以及服药的重要性。

5 岁或 6 岁的儿童对于用药教育会表现得更为积极。可以通过询问他们喜欢的电视节目或爱好来打开话题。这个时期的儿童因为上了小学(或预备上小学),认知程度的发展会有很大的变化,对药物的使用经验也各有不同。因此护士需要通过提出开放式问题来评估他们的认知水平。比如一些简单的问题"你为什么要用这些药啊?"或者"这些药管用吗?",可以判断他们是否开始明白因果关系以及内部生理机制对疾病的影响。一般到了 7 岁儿童才能达到明白因果关系的认知水平,但也有一些儿童会开发得早一些或稍晚一些。

儿童一旦开始明白因果关系,护士就可以更详细地向他们解释药物在身体作用的机制。这时护士可以给予儿童更多的服药自主权,告诉他们"可以让妈妈或爸爸帮助你来使用这些药物",而不是限制他们"爸爸妈妈不在时不能使用这些药物。"最好还要跟他们的家长交谈来了解患儿独立使用药物的能力。患有糖尿病、哮喘、癫痫等慢性疾病的患儿通常都对自身疾病有很好的了解。

3.与青少年患者的沟通技巧

当儿童成长到了青少年期,这时护士会更倾向于在没有父母在场的情况下来与他们交谈。医师一般会让父母先回避,从而保护患者的隐私。护士也可以用这个方法来获得患者的信任。这种信任显得尤为重要,特别是当护士与青少年讨论避孕以及性传播疾病时,没有父母在场不会让他们感到尴尬。青少年开始有自己的想法,他们需要确定护士不会把交谈的内容告诉他们的父母,才会给予护士足够的信任。一般来说,对于青少年期患者进行用药教育和成人大体是相同的。

4.与精神疾病患者的沟通技巧

与精神病患者沟通是很困难的,同样精神病患者也不愿意与别人交流。一些护士不知道该如何同精神病患者进行谈话,他们不知道该说些什么,怕触碰患者敏感的神经,以至于让他们的情感崩溃。还有一些护士向患者说明病情以及治疗方案时不知道该提供多少信息,很多时候护士都无法得知患者对自身病情的了解程度以及医师已经告知的内容。护士在药物咨询前可以用开放式问答来了解他们的知情程度,比如"您的主管医师是怎么和您分析治疗方案的?"或者"这种药物还有其他疗效,医师说了吗?"像这种开放式的提问还有利于您了解患者的认知能力,可以得知他们是否能够理解您说的话以及能否清晰地表达他们关心的问题。如果他们不具有这种沟通能力,最好是同照顾他们的人进行用药教育。

一些护士不愿意提供精神类药物说明书或一些纸质资料给患者,担心患者会产生误解。还担心说明书中的其他适应证会给患者带来恐慌。说明书会列有与患者病情不相关的非精神疾病的适应证,比如丙米嗪在说明书中有治疗尿床的适应证,地西泮可以治疗肌肉痉挛。因此,在调配药物给患者时我们要仔细地阅读相关的药物说明,并口头补充一些信息以保证患者了解药物的作用,避免不必要的焦虑。

护士在与精神病患者沟通时还要考虑一些更基本的道德问题,如是否像精神正常的患者一样,护士也向精神病患者提供同等的药物治疗信息? 是否因为精神疾病相对于其他疾病的特殊性所以不能让患者了解关于药物的效果,尤其是一些不良反应? 护士是否对精神病患者该有所保留地进行交谈呢? 显然,要依具体情况而定,很多时候需要先向他们的医师咨询。关于这个问题的处理结果关系到您与精神病患者之间的沟通,大多数时候,患者、精神科医师及护士可以建立良好的信任关系,此时,护士发挥的作用是举足轻重的。

在护士与精神病患者之间的一个重大沟通障碍是对精神疾病的片面认识及对精神疾病的误解。媒体及社会观念影响了护士对他人的看法,精神病患者的表现常被认为是"疯狂而无理性的",而因为护士的抗拒使他们表现得更为"失常"。一些患者可能因为药物的作用无法控制自己的身体及面部表情,也有一些精神病患者长期吸烟造成了不良的卫生习惯,这些会认为是异常的表现。还因为无法与他们有眼神交流,就使整个咨询过程变得难以进行。

精神病患者抗拒与护士交流的原因:一是他们无法认清自我,在与他人的交往中没有安全感;二是他们意识到自己的病情以及表现会让人觉得不舒服。这些社会交往的特点导致他们回避与人的交往,因此,精神病患者需要更多元化的交流方式以获得他们的信任并进行良好的互动。这种方式有别于其他大多数患者,我们可以利用前面提到过的一些应对特殊患者的方法。无论如何,不要因为精神病患者的异常表现而不去与他们交流,在交流中可能遇到更多的问题还需要发掘一些创新的方法来解决。

对于一些依从性较差的精神病患者,护士也可以向医生建议使用最佳剂型,如口腔崩解片,这种剂型具有以下几个方面的有点:吸收快、生物利用度高;口腔崩解片不必用水送服,大大提高了精神病患者的服药依从性;避免肝脏的首过效应。

5.特殊情况下的沟通技巧

(1)与艾滋病患者的沟通技巧:艾滋病患者一方面要面对威胁生命的疾病,另一方面还要面对来自社会的舆论压力,因此当给这类患者做咨询时最关键的就是不要用有别于其他患者的方式来对待他们,尽管我们心里要清楚这类患者会有一些特别的需求。一直以来艾滋病被认为是不治之症,但随着抗反转录病毒疗法的出现,艾滋病患者的生存期得到了延长。作为护士我们要调整观念,把HIV感染看成一种慢性疾病。在一些案例中,也可以应用我们之前提到的开放性问题来确定患者是否接受我们的关注及交流。

我们要考虑到艾滋病患者的特殊需要,包括保护患者隐私。艾滋病患者因为社会舆论的压力和家人及朋友的关系会变得疏远,得不到他们的支持。许多艾滋病患者当病情恶化的时候会变得惊慌失措无法照顾自己。他们的身体变得越来越差,体重下降,精神疲倦,心理问题以及社会问题也变得越来越严重,对他人的依赖加重,对死亡及疼痛的恐惧也与之加重。我们作为护士要尽可能地支持和帮助他们,还可以告诉他们其他治疗方法。

艾滋病患者同时还要面对他人的误解及对艾滋病错误的认识,在他们身边的人可能不知道艾滋病的致病原因及治疗的各种方法。作为护士,我们更应该做到:第一,了解艾滋病治疗的前沿信息,因为这类患者关注着正在研发的新药;第二,要确定自己在帮助患者时所扮演的角色。与他们越走越近,成为他们坚强的后盾。但要合理定位,以免出现对他们的帮助超过了作为护士能力的责任范围。总之,关键在于明确患者的需要以及您能为他们提供的帮助,或者可以试着安排他们到可以照顾他们的其他医疗机构。

(2)与癌症患者的沟通技巧:很多护士都觉得和癌症患者互动是很困难的。对于讨论死亡的话题总是让人觉得难过而且不知道该说些什么,他们怕说错话引起患者的不安。然而,大多数的癌症患者需要得到来自家人、朋友以及护士的支持。肿瘤的治疗方案非常复杂,多数医院抗肿瘤治疗团队都有护士的参与。除此之外,对于癌痛的控制也需要护士的参与。因此,护士在对癌症患者的关怀照料中变得越来越重要。

对于癌症患者的沟通需要与他们面对面地交谈以评估他们的理解力、身体情况以及对药物是否适应。比如,某些患者可能会否认自己患有疾病,或者知道自己病情之后可能会易激惹和抑郁。处理这两种情况的方法是不同的。关键是先询问一个开放式的问题,如"今天感觉怎么样?"或者"一切都还好吗?"来确定患者是否愿意和您交谈。即使患者刚开始不回应您,但起码他们知道护士是愿意和他交谈的,可能过些时候会再找您。

护士在接触癌症患者之前,要先弄清自己对于死亡的感受以及对于癌症患者的感受。护士是否也会避开与这些患者对话呢?他们是否让护士想起某些护士亲近的与晚期疾病抗争的人呢?理清自己的感受可以帮助护士与癌症患者的沟通。虽然有些时候需要其他人的帮助,但是仍要相信自己可以处理遇到的难题。很多护士发现在面对癌症患者时真实地表现出自己的感受对沟通是有帮助的。向他们如实说出自己的感受"请您告诉我怎样能帮助您",似乎是传达关心的一种方法,这也给了他们一个机会来表达他们的痛苦感受。重要的是护士还要知道哪些患者可以进行更深入的交流,哪些应该含蓄一点。

很多癌症患者意识到自己会让其他人觉得不舒服,因此他们倾向于回避某些交流。但是,只要护士能表达出自己的关心,告诉他们护士可以从药学角度提供帮助,也非常关心他们的健康,患者一般都会觉得心里舒坦些,也会更愿意向护士表达他们的感受。护士还可能会接触到患者家属也需要进行同样的咨询服务。有调查证明,患者家属同样经历了癌症患者的心理感受过程,他们也需要别人的支持以及药物的治疗。护士要准备好当一个好听众并给予他们家属支持。

总而言之,与癌症患者以及与他们家属的沟通是非常重要的,尽可能与他们多进行沟通,除非他们不愿意和护士谈起。不去理会他们只会加重他们的孤独感。

(3)与交流障碍患者的沟通技巧:患者存在的常见交流障碍包括视觉障碍、听觉障碍、语言障碍、失语症等。

1)与视觉障碍患者的沟通:护士在很多时候都会遇到有视觉障碍的患者,因此需要准备好可以针对这些患者的相应措施。如果是一位老年患者,护士必须意识到衰老的过程可以影响视觉。很多时候老年患者的视觉敏锐度不够强,对颜色的敏感度也变弱。对于有视觉障碍的患者,给他们文字信息时必须加大字体并打印在彩色的纸上。而对一些老年患者而言,需要更多的光来刺激眼睛的受体。因此,当使用印刷的文字信息来沟通时,确保有足够的光照强度。

2)听觉障碍:3种常见的物理性听觉障碍(感觉传入损害、感觉神经损害以及感觉中心损害)可能单独发生,也可能合并有其他疾病。感觉传入损害是由于声音传入耳朵感受神经中心时受阻所致,感觉神经损害是因为内耳的感觉中枢受到损害所致,听觉感觉中心损害是由于大脑的神经中枢受到损害而受到影响。助听器对感觉传入损害的患者是有效的,对感觉神经损害的患者效果不佳,对感觉中心损害的患者完全无效。因为助听器只是扩大声音,对于无法轻易分辨声音的患者是毫无帮助的,甚至可能加重病情。此外,听觉缺失还有很多其他原因,比如先天缺陷、创伤、长期暴露在噪声中等。

衰老也会影响听力。严重的听觉丧失在老年人中所占比例超过50%。因衰老所导致的听觉丧失叫做老年性耳聋。受老年性耳聋影响可能导致他们回避社会交往活动,心理上产生抗拒。有一些老年患者表现得较为明显,致使别人给他们贴上"老糊涂""健忘"的标签。很多老年性耳聋的患者是可以听见别人说话们的,但是听不懂说的是什么。也就是说他们可以听见单个字词,但是无法拼凑成一个完整的句子。另一种常见的老年患者听觉障碍是因为对高频声音反应的降低,他们对声音的灵敏度变低,需要高音量来刺激声音接收器。

许多听觉受损的患者包括老年人依靠视话法来提高他们的交流能力,比如看口形、面部表情以及手势。视话法比读唇语要更复杂,除了观察嘴唇的动作,还要观察面部表情、身体语言还有手势,从视觉上接收对方所传达的信息。研究表明,每个人都有开发视话法的能力,而听觉受损的患者需要提高他们视话的技巧。但是有些老年患者因为视觉的受损,所以也就失去了视话的能力。为了发挥好视话法的最佳效果,您需要和患者保持面对面的位置,并保证在沟通的时候有充足的光度让患者可以看清您的嘴唇以及面部。

为改善听力受损患者的沟通效果,坐在与患者相隔1~1.8 m的位置,千万不要直接对着患者的耳朵说话,因为这样可能会曲解传达的信息。坐在患者耳朵听力较强的那一侧,等到患者可以看见您的时候再说话,如有需要还可以轻触患者的手臂。如果发现患者不明白您说的话,不要一直重复相同的句子,可以改用更短更简单的句子重新再说一次。许多护士还学习了手语来帮助听觉障碍的患者。

其他老年人相关的听觉障碍与听话的过程相关,老年人对高频声音反应的减弱早于低频声音,对一些老年患者可以用低音调的声音来沟通。而一些对声音敏感度降低的老年患者,提高音量则对他们的听力有帮助。减慢说话语速也是很重要的,可以使老年患者分辨清每一个词语的意思。但是千万不要对着患者大声喊,这样做可能会冒犯一些患者。最后,要注意到周围的环境,比如在嘈杂以及昏暗的咨询环境会使与听力受损患者的沟通变得更加困难。

3）与说话障碍的患者沟通：在药学服务的实践过程中，可能需要与说话障碍的患者进行互动。言语障碍可能由许多原因引起，比如先天缺陷、创伤或疾病。其中较常见的言语障碍为发音困难，言语机制的正常调控受到了干扰。除了脑卒中以及意外伤害，一些疾病如帕金森病、多发性硬化以及延髓性麻痹可以导致发音困难。由于正确发音能力的丧失、无法控制均匀的呼吸或嘴唇、舌头、上腭以及喉头运动的不协调，发音困难患者说话可能会急促不清或难以理解。这些患者大多数可以用药物来缓解病情或在专业的言语病理学家的治疗中获益。

另一个常见的说话困难是因为咽喉癌或其他条件下进行了喉头的切除。这些患者通过学习食管言语或使用电子装置通常可以重新学会说话。然而，仍需要多留意一下这些听起来声音比较特别的患者。他们知道自己说话听起来会不一样而且可能会让其他人觉得不舒服，因此他们会羞于与其他人的互动。

为了克服说话障碍，许多患者通过给他们的护士写字条或用手语来沟通。在这个时候，护士可以通过为患者提供书写纸或甚至是一起学习手语来回应他们的这种需要。

4）与失语症患者的沟通：有些言语障碍的患者是因为脑卒中或其他损害而造成了失语症。失语症比较复杂，导致理解话语能力以及表达能力有不同程度的降低。有些患者不能说话，而一些只是对名字或单词的回想有轻微的困难，还有一些患者不能把词语放在句子中适当的位置，说的话局限于短语以及单个词，或是一些较小的词被遗漏而使句子读起来像是电报。此外，患者理解口头指令、阅读、书写以及处理数字的能力都可能受到影响。

失语症患者的听力通常是完好的，对他们大声说话是没有帮助的。如果您留意他们的对话，会发现他们谈话所涉及的范围都比较小，而且经常会回避复杂话题。其实他们的主要问题在于理解能力的缺乏，而不是听力减退、固执己见或注意力不集中。当与这类患者讨论他们的药物时需要多一点耐心，因为很多时候他们因为自己不能说出想要表达的意思会感到很沮丧。虽然他们听得见，但是不能立刻回想起某些词语的意思，因此也需要花更长的时间来与他们沟通。如果您尝试着去说出他们想要表达的词语就需要更多的耐心。失语症的患者经常感到孤独以致对社会交往活动有所逃避，在谈话中他们经常只是个沉默的听众，他们需要得到尽可能多的称赞以及肯定，因此，应该鼓励他们多与人交流。

一些失语症的患者可能会有阅读障碍，这障碍并不是来自视觉的缺失而是因为对书面文字的理解困难。其中一些有严重阅读障碍的患者完全无法阅读，另一些只可以阅读所理解的简单词语，却无法读懂整个句子。无论是哪一种情况,阅读障碍的患者是不能通过写字条来与您沟通的。

很多失语症的患者可能会保留一些无意识的动作,常被误认为表现出良好的沟通能力。他们可以从 1 数到 10,但是却不能数出放在他面前的物品的个数。他们会告诉您 1 周有 7 天分别是什么,但是无法告诉您星期二是在星期三的前一天,他们可能只在重复的情景下才表现良好。一般来说,他们无意识说话的动作是可以被社会接受的,但是有时候说出非常难听的话可能会让听者以及患者自己都感到尴尬。他们谩骂的时候并不是要表达愤怒或其他不满,只是无法制止自己这种无意识的动作。当给一个失语症患者做药物咨询时,对护士而言是一个挑战,想要得到反馈是很困难的,但至少还是要去尝试,患者仍可能从这次咨询的经验中获益。很多时候最好的方法是向照顾失语症患者的其他人提出建议,但是也不要因为怕失败而排斥与患者直接沟通。

5)对于一些教育背景弱或未受过系统教育的患者可采用图示的方法进行沟通(图 5-1～图 5-4)。

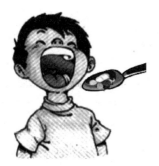

图 5-1　药物用法为口服药物

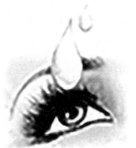

图 5-2　药物用法为滴眼剂

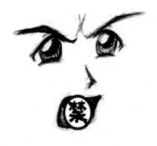

图 5-3　药物用法为非口服药物

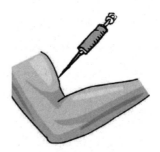

图 5-4　药物为肌内注射用药

第二节　患者教育

用药教育是保证合理用药的重要形式,作为用药教育服务的提供者,护士必须具备一定的医药专业知识,还要持有热情、严谨的态度与较强的沟通交流能力。用药教育的对象包括患者与医护人员,护士是医药结合的桥梁和纽带,通过用药教育,宣传药物知识,可以促使药学知识在临床交流和应用,保证药物治疗的安全、有效、经济、合理。护士可以开展临床药学授课,向临床介绍、宣传新药知识;从临床角度,临床护士可以在临床科室交班早会上对较多见的不合理用药进行点评;还可以利用药讯、网络等工具进行合理用药宣传等。当然,用药教育的主要对象还是广大患者,有些患者稍有不适就吃药;有些患者认为广告宣传的就是好药,价格贵的药就是好药;有些患者常不按时服药或随意中途停药;有些患者由于害怕不良反应,病情好转就自行停药等,针对这类现象,进行用药教育势在必行。

开展患者用药教育的形式多种多样。用药教育可以直接与患者及其家属交流,解答其用药疑问,介绍药物和疾病的知识,提供用药服务;用药教育还可以收集与患者用药相关的信息,直接提供用药指导,对入院患者建立药历,出院患者进行用药教育并详细记录用药教育的内容;根据需要制作个体化用药教育表,如对入院后癫痫患儿家长进行用药教育,对成人糖尿病患者出院用药教育,肿瘤化疗后患者出院后的注意事项等,必要时进行追踪或随访;用药教育还可以加大药物知识科普宣传,开展健康教育讲座,印发药品使用宣传资料,帮助患者合理用药,纠正用药心理偏差。

开展患者用药教育时,着力点包括哪些方面呢?下面将举例具体阐述。

(1)教育患者识别药物名称,正确区分药物的通用名与商品名,避免重复用药,如安博诺是厄贝沙坦与氢氯噻嗪的复方制剂,应避免与这两种成分的单一制剂同时使用。

(2)运用药代动力学知识,确定给药剂量及给药间隔是否合适,如治疗骨质疏松的药物阿仑膦酸片有 10 mg 与 70 mg 两种规格,若患者选用 10 mg,需每天1 次给药,若使用 70 mg 时,只需每周固定的一天晨起时使用,后者使用更加方便。

(3)多药合用的相互作用与使用顺序。患者使用 2 种或 2 种以上药物时,要考虑药物使用的先后顺序,以及药物之间是否有相互作用,若有相互作用应告知患者有效的避免措施。例如,眼科患者既开眼药水又开眼膏,通常白天用滴眼液晚上用眼膏。又如急性腹泻小儿患者的处方为蒙脱石散(思密达)与枯草杆菌、肠球菌二联活菌多维颗粒剂(妈咪爱)时,应告知患儿家长,蒙脱石散需饭前空腹服用,与后者隔开 1~2 个小时。

(4)药物安全性。护士应熟练掌握临床常用药物的安全性,特别是治疗窗窄、治疗量和中毒量接近的药物,如地高辛、苯妥英钠、环孢素等,应及时提醒患者进行血药浓度监测。注意药物常见的不良反应及罕见不良反应,应知道如何避免或减少不良反应,出现不良反应后如何处理。如阿仑膦酸片对食管刺激性比较大,为尽快将药物送至胃部,应在清晨用一满杯温开水送服,并且在服药后30 分钟之内及当天第一次进食前,患者应避免躺卧。

(5)给药途径与给药时间。护士应将药物的最佳给药途径及给药时间清楚明白地告知患者。如硝酸甘油片的用药方法应是舌下含服,而吞服无效。很多药物都具有时间节律性,人的肾上腺皮质激素分泌清晨高,午夜最低,服激素类药最好在清晨 4~5 时,采用"激素顿服疗法",即把每天 3 次激素的总剂量改在清晨 1 次服用,不但疗效佳且使长期服用者副作用降低;降压药物应在上午 7 时服用,这是人体血压出现最高峰的时间;骨关节炎患者通常晚上比白天更能感觉到疼痛,中午 12 点服用最佳,因为此类药物通常要经过 7~8 个小时才能发挥最大的效能,而风湿性关节炎患者往往在清早感觉到最疼痛,晚上 8 点服用能在次日清晨减轻患者痛苦;哮喘症状在夜晚会加剧,同时肺功能会相对降低一半,因为人体的生物钟会在夜晚自动降低荷尔蒙的分泌,从而缩小气管的宽度,在下午3~4 点吸入类固醇,能在深夜 3~4 点减轻哮喘的症状;下午 6~7 点服药的心绞痛患者,症状能有效减轻 71% 以上;晚上 7~9 点服用降脂药物,效果最佳,因为胆固醇在夜间的合成增加;在服用含钙剂量高的制剂时,则以每晚睡前服用为宜,因为人体血钙水平于午夜至清晨最低,临睡前服用可使钙剂得到更好的利用。

(6)食物与药物的相互作用。护士应了解食物、饮料等对所处方药物是否有影响并告知患者。如服用利尿降压药时,应配合含钾量高的食物,如土豆、黄瓜、香蕉、柑橘等;服用贫血药应配合丰富维生素食物;服用含金属离子的药物、镇静催眠药和消化酶制剂等应避免饮用茶水。

(7)特殊人群用药注意事项:患者为特殊人群时,要考虑其用药的注意事项。如为儿童,要考虑能不能使用该药物以及可以使用的合适剂量;如为老年人、慢性病患者,应考虑其肝、肾功能如何,是否需要减少剂量,以及用于多种疾病治疗的药物间的相互作用;如为妊娠期妇女,应熟悉药物的妊娠期用药安全性分类级别;对哺乳期妇女,应关注哪些药物可透入乳汁、透入量多少、对婴幼儿的影响如何,以减少或避免因用药后哺乳对婴幼儿带来的不良影响。

(8)禁忌证:护士应掌握哪些药物可加重某些疾病,如哮喘患者同时患有高血压病时,应避免使用β受体阻滞剂类降压药物,以免引起支气管平滑肌收缩,诱发哮喘。

(9)不同剂型的正确使用:护士应掌握药物不同剂型的特点并告诉患者不同剂型药物的正确使用方法,如胶囊、肠溶片等不要掰开来用,各种吸入装置的使用方法等。

(10)药物干扰化验结果的情况:护士应了解药物对化验结果、大便和尿液颜色的影响并告诉患者,减少患者发现异常后的心理负担。如香菇多糖可以导致真菌筛查 G 试验阳性;利福平经尿、粪排泄,尿、粪、痰均可染成橘红色,维生素 B_2 可使尿液呈黄色。

(11)注射剂的使用交代:若患者将注射剂带出院外使用,应将注射用药物的合适溶媒、稀释量、给药速度、配伍禁忌等告诉患者。

(12)药品效期与贮存:护士应告诉患者药品效期的识别方法、正确的储存与保管方法,特别是注射剂和生物制品等,有的应避光保存,有的应放冰箱内冷藏等。

(13)掌握疾病治疗指南。护士应了解各种疾病的药物治疗情况,以对患者进行用药教育。以慢性心功能不全为例,慢性心功能不全是指任何心脏结构和功能异常使心室的充盈或射血能力受损,不能满足身体需要而导致的一种复杂的临床综合征。常见临床表现包括左心衰竭(程度不同的呼吸困难、咳嗽、咳痰、咯血,疲乏、心慌、头晕、少尿等)与右心衰竭(腹胀、食欲缺乏、恶心、呕吐、水肿)。治疗目标在于提高患者生活质量,包括提高日常活动耐受力、减少再住院率、减少治疗过程中的副作用等,包括非药物治疗与药物治疗。非药物治疗:应适当进行日常活动和锻炼;轻度限钠饮食。常用口服药物如下:①洋地黄类药物(地高辛),每天 1 次,注意不宜与酸碱类药物配伍。药物过量的不良反应有食欲减退、恶心、呕吐、视物模糊、黄视、绿视及心律失常等。②利尿剂(氢氯噻嗪、呋塞米),通常每天 1 次,早晨服用。注意事项:长期服用氢氯噻嗪可引起血尿酸升高、血脂异常等;长期服用呋塞米、氢氯噻嗪的患者应适当补钾,并多吃水果和富钾的蔬菜(如卷心菜、芹菜、萝卜等)。服药期间请勿饮酒。③血管紧张素转换酶抑制剂：雷米普利、培哚普利、福辛普利、卡托普利；服药方法：卡托普利每天服 2～3 次，宜在餐前 1 小时服药；其余每天 1 次。注意事项：常见副作用为持续性干咳、眩晕、虚弱、头晕目眩、心悸。服用卡托普利、雷米普利期间请勿驾驶以及操作机器。④血管紧张素受体拮抗剂：氯沙坦、缬沙坦、坎地沙坦西酯，每天服用 1 次。注意事项：可能会出现头晕、与剂量有关的直立性低血压、偏头痛等。⑤β受体阻滞剂：美托洛尔、比索洛尔；服用方法：美托洛尔（倍他乐克片）每天服用 2 次，美托洛尔（倍他乐克缓释片）每天服用 1 次，早晨服用，可在进餐时服用。注意事项：急性心功能不全时不宜过早使用。服药期间可能有血糖波动和肢端发冷等副作用。长期应用突然停药可发生反跳现象。服药期间请勿驾车或操纵机器。⑥钙通道阻滞剂：非洛地平、氨氯地平，每天 1 次，早晨服药。注意事项：服药时会有头痛、颜面潮红和踝部水肿等不良反应。

（14）使用书面材料。采用精美的宣传单对患者用药过程中的各种问题进行指导。

通过一些药物咨询与用药教育的实例，护士应深刻地意识到要开展好这方面的工作，还必须付出各方面的努力。

首先，要提升自身的专业技术水平。为保证药物咨询与用药教育服务的顺利开展，护士必须具有药学和临床医学的双重知识结构。若缺乏临床医学知识，便不能结合临床有效地指导患者用药，服务价值也难以得到体现和认可，因此护士应不断充实自我，采取多种形式学习有关专业知识和接受继续教育。除了向书本学习，还要向临床医师学习有关临床医学知识，并不断进行知识的归纳、积累和更新，在工作中不断积累和探索用药实践经验。

其次，要端正服务态度。护士应注意仪表形象，充分展示自己良好的气质，衣着整洁，举止端庄，和蔼热情，充满信心和爱心，能够面对面耐心倾听，详实地解释和答疑，化解患者的疑问和不满，还可以增强患者对药物治疗的信心，提高用药的依从性。

再次，要有良好的沟通技巧。护士要注意说话和气亲切，富有同情心和感染力，还要注意用语准确适当，以便与患者形成共同语言。对于费解的专业术语，应针对患者的年龄、文化素养、病情轻重，用通俗易懂的比喻让患者接受。对于患者无论是解释性语言还是安慰性语言都不可表现出不负责或丝毫厌烦、冷漠，使护士与患者之间在相互理解、相互信任的基础上进行交流，注重分析不同患者的用药心理，有的放矢地做好药学服务工作。

综上所述，用药咨询与用药教育是药学工作的进一步完善，是为提高护士地位迈出的第一步,是丰富护士专业知识、树立护士良好形象的开端,是护士积极展示自身形象的重要舞台;用药咨询与用药教育是护士走近患者最直接和最有效的方式,有利于提高患者用药依从性,促进患者安全、合理用药;用药咨询与用药教育是护士与医护人员间关系沟通的桥梁,可增进医护人员对护士工作的理解和认可,护士通过为医护人员提供有益的用药建议和指导,可促进临床用药的科学化、规范化和合理化;用药咨询与用药教育有利于临床药学尤其是药物不良反应监测工作的开展,为今后护士逐步进入临床,指导合理用药开辟道路。

参考文献

[1] 王静芬,苏志成.新编护士用药手册[M].北京:北京大学医学出版社,2021.

[2] 吴宣,朱力,李尊柱.临床用药护理指南[M].北京:中国协和医科大学出版社,2022.

[3] 卢晓阳,王华芬.新编临床用药护理手册[M].北京:人民卫生出版社,2022.

[4] 张文华,韩瑞英,刘国才,等.护理学规范与临床实践[M].哈尔滨:黑龙江科学技术出版社,2022.

[5] 王菊萍.常见病护理技术与操作规范[M].长春:吉林科学技术出版社,2019.

[6] 薛明,何月光.护理药理学[M].北京:高等教育出版社,2022.

[7] 韩蕾,秦红兵.护用药理学[M].南京:江苏凤凰科学技术出版社,2021.

[8] 冯念苹.常见内科疾病治疗与用药指导[M].北京:中国纺织出版社,2022.

[9] 高淑平.专科护理技术操作规范[M].北京:中国纺织出版社,2021.

[10] 陈雁.护理临床安全警示案例[M].南京:东南大学出版社,2021.

[11] 孙文欣.临床常见病护理要点[M].长春:吉林科学技术出版社,2019.

[12] 马香芹.护理药理学[M].郑州:河南科学技术出版社,2021.

[13] 王晓莉,孙海娅,王淑芳.护理礼仪与人际沟通[M].北京:高等教育出版社,2021.

[14] 王高峰,姜成丽,赵福香.药理学[M].南京:东南大学出版社,2022.

[15] 黄刚,刘丹.护理药理学[M].北京:人民卫生出版社,2020.

[16] 陈忠,杜俊蓉.药理学[M].北京:人民卫生出版社,2022.

[17] 李俊.高等临床药理学[M].北京:人民卫生出版社,2022.

［18］徐玲.临床护士礼仪及护患沟通技巧［M］.长春:吉林科学技术出版社,2020.

［19］易凡.疾病学基础与药物干预［M］.济南:山东大学出版社,2022.

［20］孙慧,刘静,王景丽,等.基础护理操作规范［M］.哈尔滨:黑龙江科学技术出版社,2022.

［21］高峰,姜成丽,赵福香.药理学［M］.南京:东南大学出版社,2022.

［22］郑翠红,龚海蓉.护理专业职业技能训练指导［M］.北京:人民卫生出版社,2021.

［23］杨一梅.临床常见病的药物治疗与护理［M］.长春:吉林科学技术出版社,2020.

［24］王邦玲,孙晓玲,李红霞,等.临床药物研究与药学管理规范［M］.哈尔滨:黑龙江科学技术出版社,2022.

［25］李小妹.实用护患关系与沟通技巧［M］.西安:西安交通大学出版社,2020.

［26］贾爱芹,郭淑明.实用护理技术操作与考核标准［M］.郑州:河南科学技术出版社,2021.

［27］于英伟.医院中心摆药室常见调剂差错及解决措施分析［J101］.中文科技期刊数据库(引文版)医药卫生,2021(6):95-96.

［28］谢丽娟,朱艳,魏江霞.全程护理干预对改善药物临床试验受试者依从性的作用［J］.实用临床医学(江西),2022,23(6):95-97.

［29］张珍,尹渤.多维度药物护理在老年高血压患者中的应用效果［J］.中国药物滥用防治杂志,2022,28(12):1878-1881.

［30］刘艳.静脉用药集中调配中心护理质量管理对临床安全用药的影响［J］.中国卫生标准管理,2022,13(6):183-186.

［31］吉润芷.脱水降压药在神经外科护理中的应用［J］.中国药理学通报,2022,38(11):I0008.

［32］张富艳.全自动摆药机在中心摆药室中的应用及其效果分析［J］.中外医疗,2020,39(23):108-110.

［33］吴晓燕.药物应用护理相关理论及合理用药研究［J］.中国医药工业杂志,2021,52(8):1128-1129.